DES

DIFFÉRENTES ESPÈCES DE NÉPHRITES

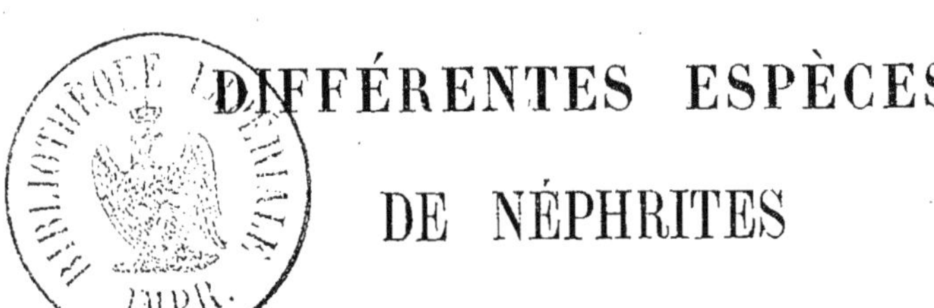

AUTRES TRAVAUX DU MÊME AUTEUR

Manuel d'histologie pathologique, en commun avec M. Ranvier.

De la phthisie pulmonaire, en commun avec M. Hérard. Paris, 1867.

Mémoire sur les lésions anatomiques du rein dans l'albuminurie; thèse inaugurale, 1864.

Contributions à l'étude des altérations anatomiques de la goutte, en commun avec M. Charcot, 1863.

Recherches sur la muqueuse du col utérin, 1864.

Tumeurs du col de l'utérus, 1864.

Développement histologique des tumeurs épithéliales, 1865.

Tumeurs épithéliales des nerfs, 1864.

Lésions des nerfs et des muscles liées à la contracture des membres dans les hémiplégies, 1863.

Anatomie de la pustule variolique, 1866.

Le tubercule dans ses rapports avec les vaisseaux (*Arch. de phys.*, 1868).

Du cancer; mémoire récompensé par l'Académie, in-4, 1865.

De la mélanose, en commun avec M. Trasbot; mémoire récompensé par l'Académie, 1868.

Développement histologique des tumeurs épithéliales, en commun avec M. Ranvier (*Journ. de l'anatomie*, 1865).

Histologie normale et pathologique de la tunique interne de l'aorte et de l'endocarde, en commun avec M. Ranvier (*Arch. de physiol.*, 1868).

Paris. — Imprimerie de E. Martinet, rue Mignon, 2.

DES

DIFFÉRENTES ESPÈCES

DE NÉPHRITES

PAR

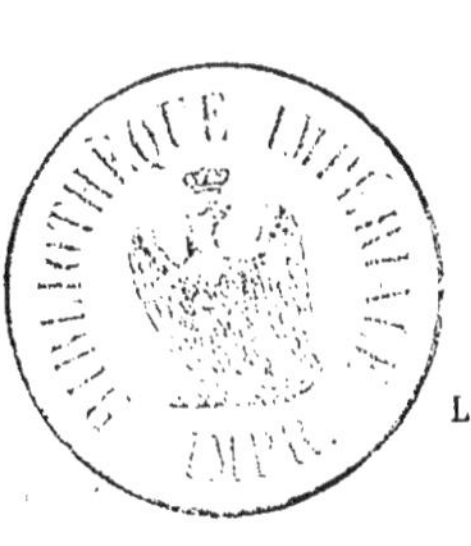

LE Dr V. CORNIL

Ex-chef de clinique de la Faculté de médecine de Paris,
Lauréat de l'Institut, de l'Académie de médecine et des hôpitaux,
Membre de la Société de biologie, de la Société anatomique, etc.

PARIS
GERMER BAILLIÈRE, LIBRAIRE-ÉDITEUR
17, RUE DE L'ÉCOLE-DE-MÉDECINE, 17

1869

DES

DIFFÉRENTES ESPÈCES

DE NÉPHRITES

CHAPITRE PREMIER

DÉFINITION DE LA NÉPHRITE

La néphrite est l'inflammation du rein. Elle est liée par des rapports intimes à toute la pathologie des organes urinaires, aux calculs, à la gravelle, aux affections chroniques de l'urèthre et de la vessie, à l'albuminurie, à l'urémie, à l'ammoniémie, et à une foule d'autres questions d'une importance capitale, mais qui ne peuvent être ici placées au premier plan.

Nous avons à relater les points communs aux diverses espèces de néphrites et à tracer le tableau des traits distinctifs de chacune d'elles en particulier. Les diverses espèces de néphrites, et elles sont nombreuses, auraient pu être décrites à part et complétement, chacune dans un chapitre spécial. Mais il nous a semblé que de cette façon nous aurions trop perdu de vue l'ensemble de notre sujet et nous nous serions exposé à faire, dans une thèse qui doit être une œuvre une et cohérente, cinq ou six monographies n'ayant que très-peu de rapports les unes avec les autres.

C'est pour cela que nous avons tenté de donner successivement, dans chacun des chapitres de cette thèse, c'est-à-dire à propos de l'anatomie pathologique, de l'étiologie, etc., les caractères communs à toutes les néphrites et ceux qui appartiennent à chacune d'elles.

§ I. — Anatomie et physiologie du rein.

Avant d'entrer dans aucun détail relatif à la néphrite, nous devons étudier brièvement le terrain sur lequel cette inflammation vient se développer. Il serait impossible d'en donner une juste idée et de la définir, si nous ne faisions connaître au préalable les éléments du tissu rénal qu'elle modifie. Aussi commencerons-nous par exposer, aussi brièvement que possible, les points d'histologie et de physiologie qui sont indispensables à la compréhension de notre sujet.

Le rein, organe sécréteur de l'urine, a pour conduits excréteurs et réservoirs le bassinet, les uretères, la vessie et l'urèthre. Lorsqu'on a enlevé sa membrane fibreuse, sa surface apparaît mamelonnée chez l'enfant, lisse chez l'adulte. Sur une section faite suivant son grand diamètre, cet organe se montre constitué par deux substances de forme et de couleur différentes, la substance corticale, et la substance médullaire ou tubuleuse constituée par les pyramides de Malpighi. La première, de beaucoup la plus considérable, est grise ou grisrosée, translucide : on y voit les glomérules de Malpighi comme de petits points brillants : les pyramides ou cônes de Malpighi sont plus rouges, terminés librement en pointe, recouverts là par la membrane muqueuse des calices. C'est par l'extrémité de ces cônes que l'urine s'écoule dans le bassinet.

Le rein, dans sa totalité, est composé de petits canaux ou tubes urinifères terminés par une extrémité renflée autour du bouquet de petits vaisseaux qui composent le glomérule de Malpighi. Ces tubes, après un trajet assez compliqué, viennent s'ouvrir au sommet des cônes de la substance médullaire.

La structure des divers segments de ces tubes, leurs rapports entre eux, avec les glomérules et avec les canaux par où sort l'urine, ont été dans ces derniers temps l'objet de discussions, en partie closes aujourd'hui, mais qui rendent nécessaire que nous entrions à leur égard dans quelques détails pour fixer l'opinion du lecteur sur ce point.

En 1862, Henle reconnut que le trajet des tubes urinifères n'est pas aussi simple qu'on l'avait cru jusqu'alors, et il en décrivit deux espèces qui d'après lui n'avaient que des rapports de contiguïté et ne se continuaient pas directement les uns avec les autres. Pour lui, les uns, partis des glomérules, sinueux dans la substance corticale, descendent dans la substance tubuleuse en suivant un trajet rectiligne, forment là une anse à concavité supérieure, et remontant dans la substance tubuleuse, pénètrent de nouveau dans la substance corticale, où ils se terminent après de nouvelles inflexions dans la capsule d'un autre glomérule. Ce sont pour Henle des tubes fermés à leurs deux bouts. Les autres, ouverts par une de leurs extrémités au niveau des papilles, se termineraient en culs-de-sac dans la substance corticale, et n'affecteraient avec les premiers que des rapports de contiguïté (1).

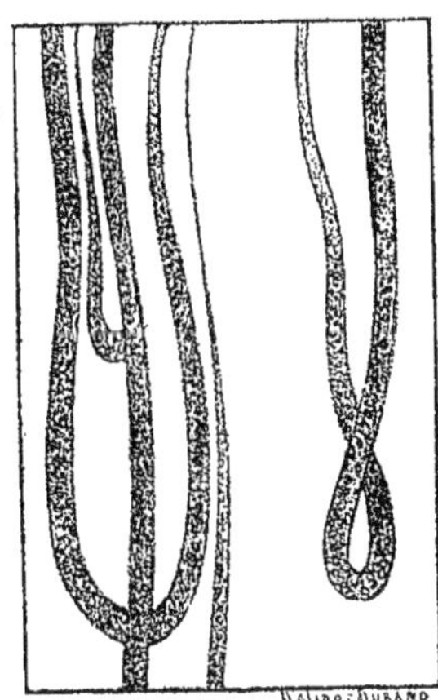

Fig. 1. — Coupe longitudinale de la substance médullaire du rein de l'homme montrant des tubes à anses de Henle. Figure empruntée à Gross. Augmentation de 100 diamètres.

La structure signalée par Henle s'appuie sur la découverte réelle faite par lui de canaux droits formant des anses dans la

(1) Henle, *Zur Anatomie der Nieren*. Gœttingue, 1862.

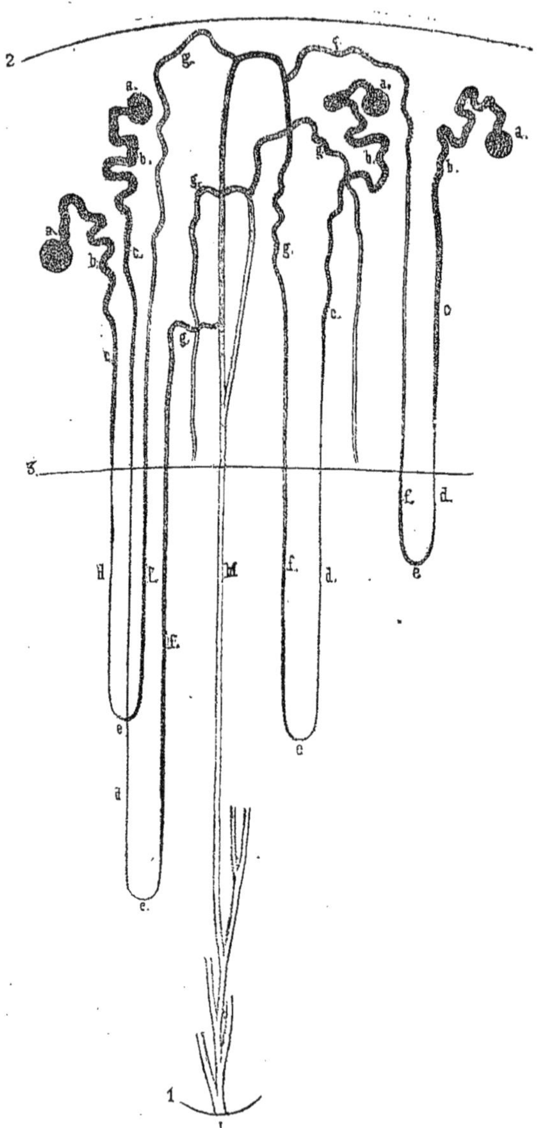

Fig. 2. — Schéma du trajet d'un canalicule urinifère de l'homme, tel qu'*il* est permis de l'établir d'après les injections par l'urèthre et les préparations par isolement (d'après Gross), 1, surface d'une papille rénale. — 2, surface de rein. — 3, limite entre la substance médullaire et la substance corticale; *aa*, glomérules de Malpighi ; *bb*, canalicules contournés ; *cc*, leur partie droite ; *ee*, anses des canalicules de Henle ; *gg*, canalicules se réunissant pour former le canalicule de Bellini. Celui-ci se réunit à plusieurs autres pour former un gros tronc *i* sur le sommet de la papille.

substance des pyramides. Ces canaux sont désignés maintenant depuis sous le nom de tubes de Henle. Mais les nombreux travaux entrepris depuis sur ce point par Kölliker (1), Colberg (2), Chrzonszczewsky (3), Schweigger-Seidel (4), Gross (5), etc., ont démontré que les tubes précédents, après avoir décrit une anse dans la substance tubuleuse, viennent s'ouvrir dans les tubes de plus en plus volumineux du sommet des cônes ou canalicules de Bellini, ainsi que le montre la figure 2.

L'extrémité terminale renflée des tubes entoure le bouquet artériel qui constitue le glomérule; c'est là que la pression sanguine est le plus élevée (Ludwig), et que se fait à son maximum le passage des matériaux liquides et salins du sérum de l'intérieur des vaisseaux dans les canaux urinifères. C'est dans la substance corticale que les flexuosités des tubuli sont le plus prononcées et par suite l'urine y séjourne le plus; cette substance seule contient les glomérules : aussi nous expliquons-nous facilement que la fonction physiologique du rein s'y effectue presque complétement; par suite, les modifications pathologiques de l'organe acquerront dans la substance corticale leur maximum de fréquence et d'intensité. La substance tubuleuse, au moins pour ce qui est des tubes droits de Bellini, car les tubes à anses de Henle appartiennent par leur physiologie et leur pathologie à la substance corticale, la substance tubuleuse, disons-nous, est simplement un lieu de passage rapide pour l'urine : elle participe aux fonctions et à la pathologie des canaux d'excrétion avec lesquels elle se continue immédiatement.

Relativement à leur structure intime, les canalicules sont composés d'une membrane et d'un revêtement de cellules épithéliales. Les cellules sont prismatiques dans les tubes de Bellini, pavimenteuses dans les tubes contournés de la substance corticale et à l'intérieur de la capsule des glomérules; elles sont petites et finement granuleuses dans les tubes de Henle. Toutes

(1) Kölliker, *Handbuch der Histologie*, fünfte Auflage, 1867.

(2) Colberg, Centralblatt, 1863, n°s 48 et 49.

(3) Chrzonszczewsky, *Virchow's Archiv*, t. XXXI, p. 153.

(4) Schweigger-Seidel, *Die Nieren des Menschen*. Halle, 1865.

(5) Gross, *Thèse de Strasbourg*, 1868.

ces cellules s'altèrent facilement et deviennent granuleuses dans l'eau.

Les tubes urinifères sont réunis, même dans la substance corticale, en lobules et, malgré leurs flexuosités, cheminent parallèlement les uns aux autres en faisceaux désignés sous le nom de pyramides de Ferrein. Nous rappellerons cette disposition importante à propos des lésions pathologiques. Les tubes sont séparés et unis par un stroma composé d'une très-petite quantité de tissu conjonctif au milieu duquel cheminent les artères, les capillaires et les veines.

Les reins sont chargés d'éliminer toutes les matières liquides et solubles dans l'eau, qui passent en excès dans le sang, au moment de la digestion, aussi bien que celles qui proviennent des phénomènes de nutrition accomplis dans l'intimité des tissus. De tous les principes qui sortent physiologiquement par les urines, le plus important est l'urée. Les sels, chlorures, etc., varient avec la digestion et l'état de la nutrition.

La plupart des poisons introduits dans l'organisme sont éliminés en partie par le rein qui est leur émonctoire naturel. Il nous suffira de citer le plomb, la térébenthine, l'immense cohorte des médicaments qui sont rendus par cette voie.

Les matières extractives éliminées normalement par le rein sous forme d'urée sont elles-mêmes un poison pour l'organisme s'il les conserve dans son sein. Les accidents dits urémiques ou d'intoxication par ces substances en sont la preuve. Retenons, pour en faire l'application aux néphrites, ce fait du passage par le rein des agents nuisibles introduits dans l'organisme : il nous montre, dès à présent, l'influence irritative qu'ils ne sauraient manquer de posséder et que nous retrouverons bientôt.

Les matières salines, telles que les phosphates, les oxalates, les urates, etc., qui passent dans le rein sont souvent aussi, par une action mécanique pure, une cause d'irritation. De petits cristaux de ces substances existent souvent en effet dans les tubes urinifères; tous ces sels peuvent en outre se déposer tous forme de calculs dans le rein ou dans ses voies d'excrétion, de telle sorte que par la nature même de sa fonction le rein est soumis, comme on le voit, à bien des causes irritantes.

La sécrétion rénale, pour s'effectuer régulièrement, est soumise à plusieurs conditions. Il faut : 1° que le liquide sanguin soit physiologique ; 2° que les membranes des tubes et leur revêtement épithélial soient normaux ; 3° que la pression du sang sur les vaisseaux, et en particulier sur ceux des glomérules, soit suffisante et régulière ; 4° que l'action nerveuse s'effectue normalement.

Que chacune de ces conditions soit changée, et nous verrons se produire des lésions telles que le passage dans l'urine de matériaux qui n'y filtrent pas à l'état normal, par exemple l'albumine.

La section des nerfs qui se rendent au rein, faite par J. Müller, Brachet et Cl. Bernard, a montré que le rein se ramollit et tombe rapidement en détritus, et que l'animal meurt bientôt d'un empoisonnement septique. Cl. Bernard a déterminé l'albuminurie par la piqûre de la moelle allongée sur un point déterminé du quatrième ventricule.

Pour que l'excrétion de l'urine ne subisse aucun obstacle, il faut que les voies d'excrétion soient libres. En cas de reflux du liquide, quelle que soit la cause qui l'empêche de s'écouler au dehors, de graves lésions des reins ne tardent pas à se manifester. La décomposition ammoniacale de l'urine, la pression augmentée de l'urine dans les reins, les concrétions calculeuses deviennent, dans ces cas, des causes d'irritation locale du rein aussi bien que d'empoisonnement septique.

§ 2. — De l'inflammation du rein en général.

Nous devons maintenant nous demander en quoi consiste l'inflammation du rein ou néphrite, quelle valeur nous devons donner à ce terme, dans quelle limite il doit être employé. Il faut remonter pour cela à une définition de l'inflammation. Dans le rein, pas plus que dans tout autre organe, nous ne pourrons espérer trouver réunis dans tous les cas les symptômes cardinaux anatomiques et cliniques de l'inflammation, rougeur, chaleur, douleur et tuméfaction, symptômes qui, du reste, ont été justement critiqués, car ils peuvent se montrer réunis là où personne n'admet une inflammation vraie. Lorsque ces symptômes primitifs sont suivis d'une suppuration du rein, ce qui a lieu alors avec de la fièvre, des frissons et tous les signes d'une inflammation, on a le type le plus net, le mieux caractérisé de la néphrite. Tous les auteurs sont d'accord sur la dénomination d'un tel ensemble anatomique et clinique. Mais il n'en est pas de même lorsqu'il s'agit de classer et de dénommer des états où les signes, soit anatomiques, soit cliniques, sont loin de s'imposer à l'esprit comme étant de nature inflammatoire, c'est-à-dire dans les maladies du rein qui déterminent le passage de l'albumine dans les urines, dans les maladies de Bright. Dans ces cas en effet, les reins sont souvent anémiques au moment où l'on fait l'autopsie. Si l'organe est tuméfié dans les premières périodes de la maladie, il est au contraire atrophié dans son déclin ; il n'y a jamais de suppuration, et les symptômes sont rarement ceux d'une affection aiguë inflammatoire. Par cet ensemble de raisons, nombre d'auteurs, entre lesquels nous citerons Grisolle, Béhier et Hardy, ont pu refuser aux maladies du rein liées à l'albuminurie le nom de néphrites. Si donc, avec Rayer, Bouillaud, avec tous les anatomo-pathologistes, et en ces derniers temps avec Virchow, Foerster, Rindfleich, etc., nous faisons des altérations du rein dans l'albuminurie une néphrite, nous devons légitimer notre manière de voir.

I. Au point de vue de la *physiologie pathologique*, l'inflammation est une activité exagérée de la nutrition et de la formation des éléments des tissus. Il est facile de s'en assurer en produisant artificiellement des inflammations. Qu'on applique les irritants les plus simples sur les tissus d'un animal vivant, on verra se dérouler les phénomènes anatomiques et cliniques regardés par tout le monde comme les types de l'inflammation. Aussi avons-nous pu définir l'inflammation, la *série de phénomènes observés dans les tissus ou dans les organes, analogues à ceux produits artificiellement sur les mêmes parties, par l'action d'un agent irritant physique ou chimique* (1).

(1) Cornil et Ranvier, *Manuel d'histologie pathologique*, p. 71. 1869.

L'expérimentation est ici notre pierre de touche et elle nous permet d'analyser le mode d'action particulier de chaque irritant sur les tissus et sur les organes. Le résultat varie avec chaque tissu et chaque organe, de même qu'il est en rapport avec les différents agents irritants employés et avec leur mode d'introduction.

Si nous faisons pour le rein l'application de ce qui précède, on voit que nous devons tenir compte : 1° des divers tissus (tissu conjonctif, tissu épithélial) qui entrent dans sa structure ; 2° de ses diverses parties constituantes (tubes urinifères, vaisseaux, voies d'excrétion de l'urine) ; 3° des divers agents irritants mécaniques et chimiques ; 4° de leur mode d'introduction dans le rein.

Prenons des exemples simples : Qu'on passe un fil dans le rein d'un animal vivant, on détermine autour de ce corps étranger une inflammation suppurative ; que s'est-il passé ? Le tissu conjonctif irrité directement a proliféré, les vaisseaux voisins se sont laissé distendre par le sang, etc., et il en est résulté la formation de corpuscules de pus.

Qu'on fasse parvenir le corps étranger irritant sous forme de poussières végétales ou minérales, ou de fibrine lancée dans la circulation artérielle de l'organe, on aura une série de phénomènes analogues se terminant d'habitude par de petits abcès du rein. Voilà des cas de néphrite artificielle dans lesquels la suppuration est fournie par le tissu conjonctif du rein et ne diffère en rien de l'inflammation suppurative de tout tissu conjonctif. Aussi les cas analogues que nous offre la pathologie sont-ils les types les plus nets de l'inflammation phlegmoneuse à tous les points de vue, aussi bien par leurs symptômes que par leurs lésions.

Si la réaction du tissu conjonctif du rein en face des irritants mécaniques ne diffère pas de ce qu'elle présente dans le tissu conjonctif des autres organes, il en est de même du mode d'action du tissu épithélial qui entre dans le rein lorsque nous le soumettons aux mêmes agents. Si l'irritation est intense comme celle qui résulte de l'introduction d'un corps étranger dans le rein, les cellules épithéliales des tubes urinifères lésés arriveront à donner des globules de pus de même que le tissu conjonctif, et ces globules de pus entreront pour leur part dans la formation du foyer purulent. Mais si l'agent irritant est moins brutal, le processus morbide se bornera à des modifications de nutrition des cellules, à une formation et à une desquamation plus intenses de ces éléments. Par exemple, si la pression sanguine est augmentée dans le système circulatoire du rein sous l'influence d'une cause quelconque, on aura dans les canalicules du rein une inflammation catarrhale qui, par ses caractères essentiels, est la même que sur toutes les autres surfaces muqueuses. C'est là aussi une inflammation au même titre que les bronchites et toutes les inflammations des muqueuses; ses caractères, au point de vue anatomique et symptomatique, diffèrent, il est vrai, de l'inflammation phlegmoneuse; ils sont subordonnés à la nature même du tissu affecté. Nous retrouvons dans ce cas, dans les cellules épithéliales, des modifications (tuméfaction, trouble des cellules, division de noyaux, etc.) parallèles à celles du tissu conjonctif irrité.

Qu'on irrite par des agents chimiques le revêtement épithélial des tubes urinifères, par exemple en empoisonnant des animaux par le plomb (1), par la térébenthine, par les cantharides (Bouillaud) (2), etc., poisons que le rein élimine, et qui, en passant, portent leur action sur les tubes urinifères, et l'on verra se produire toutes les lésions anatomiques d'une néphrite catarrhale. C'est ce qui ressort bien évidemment des examens que j'ai faits sur des reins de cochon d'Inde empoisonnés par M. Ollivier et sur des reins de malades morts pendant une albuminurie cantharidienne. L'inflammation catarrhale des tubes urinifères produite artificiellement par les cantharides est pour nous un type de néphrite aussi bien fondé, aussi accusé que la néphrite phlegmoneuse par corps étranger. Les agents irritants, les tissus affectés diffèrent; mais l'action irritative des agents, la nature inflammatoire de l'affection qui en résulte sont aussi bien démontrées dans un cas que dans l'autre.

Eh bien! toutes les néphrites albumineuses ou brightiques

(1) Ollivier, *Albuminurie saturnine* (Arch. génér. de méd. 1863, t. II, p. 538, 709); et thèse de Paris, 1863.

(2) Bouillaud, *Communication à l'Académie de médecine* (Revue médico-chirurgicale de Paris, t. III, p. 5 et 65).

peuvent se grouper autour des néphrites toxiques au point de vue de la lésion; la nature inflammatoire des premières est éclairée par celle des secondes. Mais il ne faudrait pas s'attendre à trouver toujours les lésions à leur début et dans leur période d'acuité; il faut aussi tenir compte du mode d'action des irritants et des lésions bien différentes qui en résultent. Ainsi un empoisonnement aigu par les cantharides donne une néphrite albumineuse intense et aiguë, mais rapidement guérie ; au contraire, un empoisonnement lent par le plomb ou par l'alcool donnera une maladie de même nature à marche chronique.

Je suppose donc qu'on admettra avec moi, et il est impossible de le nier, la nature irritative et inflammatoire des lésions brightiques à leur début. Mais, me dira-t-on, rangerez-vous dans les inflammations du rein la dégénérescence graisseuse simple telle qu'on l'observe dans l'albuminurie chronique permanente? Y ferez-vous rentrer les lésions athéromateuses des vaisseaux rénaux, leur dégénérescence amyloïde, les kystes, etc.? Assurément chacune de ces lésions isolées ne pourra jamais être regardée par personne comme étant de nature irritative. Mais il faut jeter un coup d'œil d'ensemble sur la marche d'un processus morbide pour lui assigner sa nature; il faut suivre l'enchaînement des lésions. Or, on sait que les éléments produits en grande abondance dans l'inflammation meurent vite et subissent diverses dégénérescences; la métamorphose graisseuse est la plus commune : par exemple, dans l'artérite aiguë, la membrane interne de l'artère est devenue très-épaisse par la formation nouvelle d'éléments qui subissent bientôt une dégénérescence graisseuse; ce second stade de la maladie ne pourra-t-il plus s'appeler artérite? N'est-il pas légitime de lui donner alors le nom d'artérite chronique? Il en est de même dans le rein : les dégénérescences qui suivent ou compliquent la néphrite ne peuvent pas en être séparées; mais il n'en est pas de même dans les cas où il nous paraît probable que ces altérations (dégénérescence graisseuse et amyloïde) ont débuté d'emblée : certaines dégénérescences graisseuses du rein chez les phthisiques, une forme de l'empoisonnement par le phosphore, des cas, assez rares du reste, de dégénérescence amy loïde chez les phthisiques et les scrofuleux débutent indépendamment de toute néphrite et n'ont rien à faire avec notre sujet.

II. Les raisons précédentes, tirées de la physiologie pathologique, pourraient suffire pour établir la nature inflammatoire des lésions du rein dans la maladie de Bright et justifier le nom de néphrite albumineuse; mais on verra en outre, par l'étude histologique qui va suivre, que l'*anatomie pathologique* plaide dans le même sens.

III. Les *symptômes* des néphrites catarrhales et albumineuses semblent, du premier abord, s'éloigner beaucoup des symptômes assignés d'habitude aux inflammations ; mais si l'on réfléchit à la variation infinie des symptômes des inflammations, et si l'on se rappelle que les néphrites dont il est question ne peuvent être assimilées qu'aux inflammations aiguës ou chroniques des muqueuses, on arrivera aisément à comprendre le peu d'acuité et même l'absence absolue des symptômes phlegmasiques en pareil cas.

CHAPITRE II

ANATOMIE PATHOLOGIQUE DES NÉPHRITES.

§ 1. Anatomie pathologique des néphrites en général.

Nous avons vu que le rein était, à l'état normal, composé de deux tissus : (*a*) la trame cellulo-vasculaire formée d'une très-petite quantité de tissu conjonctif servant de support aux vaisseaux ; (*b*) le parenchyme épithélial qui constitue la partie active des tubes urinifères. Nous allons d'abord étudier les modifications que l'inflammation fait éprouver aux éléments de ces tissus. Cette étude, indispensable pour comprendre l'anatomie pathologique de chaque espèce de néphrites, nous conduira à les diviser en deux grands groupes :

1° Celles qui résultent de lésions portant principalement sur la trame cellulo-vasculaire du rein ;

2° Celles qui consistent essentiellement dans des altérations du parenchyme épithélial.

Chacun de ces deux grands groupes se subdivise lui-même en variétés qui seront décrites anatomiquement dans le paragraphe suivant.

A. Le *tissu conjonctif* du rein est si peu abondant qu'il a pu être mis en doute ; sur les reins injectés, en effet, les vaisseaux capillaires entourent partout les tubes urinifères, et sont si abondants que toute la trame solide de l'organe paraît être fournie par eux, et qu'on pourrait hésiter à savoir si les cellules plasmatiques qu'on voit sur les travées intertubulaires appartiennent à la membrane adventice des vaisseaux ou à la trame connective du rein. Mais en regardant avec attention des coupes minces, surtout au pourtour des capsules des glomérules, on peut mettre en évidence des éléments et des couches de tissu conjonctif indépendants des vaisseaux.

Les lésions que subit ce tissu dans les néphrites sont variées et en rapport avec la cause de la maladie. Dans la congestion simple, les cellules de tissu conjonctif attirent à elles une plus grande quantité de liquide nourricier qu'à l'état normal, leur noyau devient plus volumineux, le protoplasma de la cellule est granuleux et apparent, toute la cellule grossit. Si la congestion est plus intense et persistante, comme cela a lieu dans les maladies du cœur, surtout dans les lésions de la valvule mitrale, l'extravasation de la matière colorante du sang qui accompagne cet état peut déterminer des dépôts de granulations pigmentées autour des cellules dans la trame fibreuse du rein. Presque toujours aussi, dans ces cas, les cellules plasmatiques entrent en prolifération et augmentent en nombre. Il en résulte que les septa cellulaires intertubulaires sont épaissis. Les éléments cellulaires qui les composent appartiennent aux cellules du tissu conjonctif. La trame celluleuse du rein est ainsi épaissie, plus résistante qu'à l'état normal, et l'organe tout entier paraît plus dense; il résiste énergiquement quand on veut l'écraser avec l'ongle.

Telle est la lésion essentielle de la néphrite des maladies du cœur, néphrite interstitielle avec organisation définitive en tissu conjonctif des éléments nouveaux : on ne saurait mieux la comparer qu'à la cirrhose du foie. Les septa intertubulaires ont acquis un volume double ou même triple de leur état normal ; les capsules des glomérules sont entourées d'une double ou triple rangée de cellules de tissu conjonctif. Ce tissu a, comme tout tissu calleux, de la tendance à revenir sur lui-même et à déterminer une atrophie avec induration et état granulé du rein.

Sous l'influence d'une cause lente et peu intense, les cellules de tissu conjonctif prolifèrent simplement et déterminent autour d'elles l'organisation d'un tissu définitif semblable à celui d'où elles proviennent : mais il n'en est plus de même lorsque l'action morbide est très-active et rapide. Les éléments nouveaux, nés de la prolifération des cellules plasmatiques dans ces conditions, arrivent vite à former du pus.

Dans ce cas, soit à la suite d'une lésion traumatique directe, soit à la suite d'embolies capillaires, les cellules plasmatiques des septa deviennent globuleuses, leur noyau, leur protoplasma se chargent de liquide albumineux : le noyau et le protoplasma se divisent en éléments qui deviennent eux-mêmes globuleux et sphériques : la substance intercellulaire du tissu se dissout et les éléments nouveaux deviennent libres. Ce sont des éléments embryonnaires et des globules de pus.

Ces globules de pus dans les septa du rein proviennent-ils exclusivement des cellules du tissu conjonctif? Les corpuscules blancs du sang, qui ne diffèrent en rien des globules pyoïdes ne peuvent-ils pas aussi sortir des vaisseaux sous l'influence des mêmes causes, et, s'accumulant en dehors des vaisseaux, déterminer dans le rein la production de petits foyers puriformes? C'est là un fait que l'expérimentation directe n'a pas montré pour le rein comme elle l'a établi pour le péritoine (1), mais qui nous paraît admissible par analogie. Nous admettrions d'autant plus volontiers la sortie des globules blancs des vais-

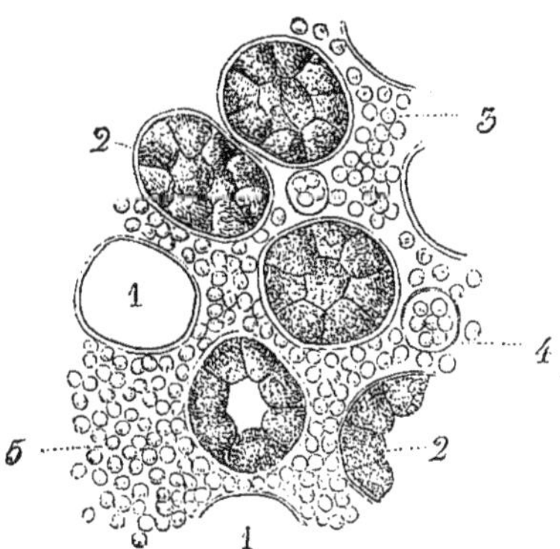

Fig. 3. — Coupe à travers le rein dans la leucocythémie. 1, lumière d'un canalicule urinifère dont les cellules épithéliales se sont échappées ; 2, canalicule dont la lumière est remplie de cellules épithéliales granuleuses ; 3, capillaire vu dans le sens de sa longueur et rempli de globules blancs ; 4, section transversale d'un capillaire ; 5, amas de globules blancs provenant de la rupture d'un capillaire. — Grossissement de 350 diamètres.

(1) Conheim, *Zur Entzundung und Eiterung.* Vircohw's Archiv, t. 1867, p. 1.

seaux dans les foyers puriformes à leur début, que ces petits foyers apoplectiques de globules blancs dans le rein ont été vus par MM. Ollivier et Ranvier (1) dans la leucocythémie. Nous reproduisons ici la figure donnée par eux, et qui donne une idée assez juste de ce qu'on trouve dans les cas de suppuration du tissu intertubulaire du rein, au début des petits foyers miliaires purulents de cet organe (fig. 3).

Dans ces petits abcès miliaires, le stroma n'existant plus, les tubes urinifères, ayant perdu leur support et leurs moyens de nutrition, ne tardent pas eux-mêmes à être détruits complétement.

Les lésions des vaisseaux du rein envisagées au point de vue de la néphrite peuvent être la cause de cette maladie ou sa suite. Telles sont les embolies et les thromboses sur lesquelles nous reviendrons à propos de l'étiologie. Les altérations athéromateuses primitives des artérioles et des capillaires du rein me paraissent être la cause des lésions si communes chez les vieillards et que nous décrirons bientôt sous le nom de néphrite interstitielle chronique sénile. Ces altérations des artérioles consistent dans un épaississement de leurs tuniques

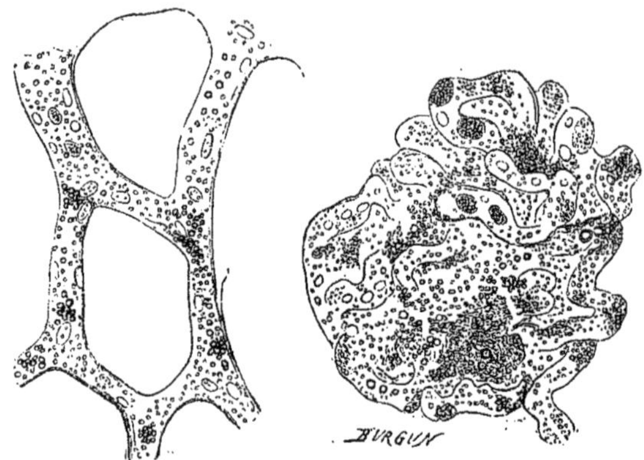

FIG. 4. — Dégénérescence graisseuse des vaisseaux du rein dans un cas de maladie de Bright. 1, altération graisseuse des capillaires et du stroma du rein; 2, vaisseaux d'un glomérule de Malpighi présentant une lésion analogue. — Grossissement de 250 diamètres.

(1) Ollivier et Ranvier, *Société de biologie*, 1866, p. 257.

portant surtout sur la tunique adventice et déterminent une diminution de leur calibre avec froncement de la membrane interne. La sclérose s'accompagne généralement là d'une dégénérescence graisseuse.

La dégénérescence athéromateuse et graisseuse des capillaires (voyez fig. 4) et des artérioles s'observe aussi consécutivement aux diverses formes de néphrites, aussi bien dans la néphrite albumineuse chronique que dans la néphrite interstitielle.

La dégénérescence amyloïde des artérioles débute généralement par les vaisseaux des glomérules de Malpighi. Elle se montre d'emblée ou consécutivement à une néphrite albumineuse dans les cas de cachexie tuberculeuse, scrofuleuse, dans les longues suppurations, dans la syphilis, etc.

En résumé, les modifications du tissu conjonctif constituent essentiellement la néphrite interstitielle simple (puriforme), les néphrites métastatiques et la néphrite interstitielle chronique.

B. Les *cellules épithéliales* qui tapissent les tubes urinifères leur forment un revêtement continu ; mais comme sur toutes les membranes analogues, elles sont sujettes à une rénovation et à une mue constantes : l'urine entraîne les cellules âgées et desquamées. Elles se désagrègent très-facilement après la mort et ne sont généralement plus en place, accolées à la paroi du tube, lorsqu'on fait l'examen du rein 24 ou 48 heures après la mort. Aussi le mot de catarrhe desquamatif du rein est-il justifié à chaque autopsie de rein normal. Lorsqu'en effet, sur un rein normal, 24 à 48 heures après la mort, on presse latéralement le sommet des cônes de Malpighi, on fait toujours sourdre quelques gouttes d'urine trouble, puriforme, dans laquelle nagent en abondance des dépouilles épithéliales des tubuli ayant conservé leur forme, et des cellules libres. Sur une surface de section de la substance corticale, le liquide trouble qu'on obtient contient une grande quantité des mêmes éléments. L'examen de l'urine fait pendant la vie nous démontre que la desquamation épithéliale n'a jamais ce caractère d'intensité en dehors des conditions pathologiques (1).

(1) Cette chute facile des épithéliums dans les liquides qui les baignent

Nous ne savons pas d'une façon positive comment se fait la rénovation de l'épithélium des tubes urinifères : Rindfleisch (1) avance que les jeunes cellules épithéliales des tubes proviennent de la formation de cellules jeunes dans le tissu conjonctif du stroma périphérique. Ces cellules pénétreraient ensuite dans le tube en passant à travers les *stomata* ou pores, dont serait percée la membrane propre du tube.

Sous l'influence d'une pression sanguine exagérée ou dans le cas d'élimination de certains poisons, comme la cantharide, souvent aussi sous l'influence de conditions qui nous échappent, les cellules épithéliales subissent la *tuméfaction trouble*, sont desquamées en plus grande abondance qu'à l'état normal, et dès ce moment l'urine charrie des quantités variables d'albumine. Les cellules épithéliales sont devenues plus volumineuses, tuméfiées, elles ont de la tendance à se distendre et à s'arrondir ; elles sont remplies de granulations albumineuses qui masquent en partie le noyau. L'action de l'acide acétique, en éclaircissant le protoplasma de la cellule, fait apparaître un ou plusieurs noyaux dans son intérieur. Souvent on trouve aussi, lorsque le processus a duré un certain temps, des granulations graisseuses dans l'intérieur de ces cellules. Elles se désintègrent très-facilement et se renouvellent avec une grande énergie, de telle sorte que les tubes urinifères en sont remplis, distendus et variqueux. Comme ce sont surtout les tubes urinifères contournés de la substance corticale qui sont le siége de cette lésion et qu'elle est générale, il en résulte une augmentation de volume de cette substance. Cette tuméfaction trouble des cellules est le caractère de la néphrite albumineuse passagère ou catarrhale et de la période initiale de la néphrite albumineuse permanente (voyez fig. 5).

En même temps que les cellules subissent cette altération, il

après la mort, et les modifications consécutives de ces liquides nous expliquent comment il se fait que l'urine recueillie dans la vessie d'un cadavre est presque constamment albumineuse. Gubler insiste justement sur ce fait dans son article ALBUMINURIE du *Dictionnaire encyclopédique des sciences médicales*, t. II.

(1) Rindfleisch, *Lehrbuch der Gewebelehre*, 1868, p. 416.

se coagule, dans la lumière des tubes urinifères, une substance protéique, transparente, colloïde, qui prend la forme d'un petit

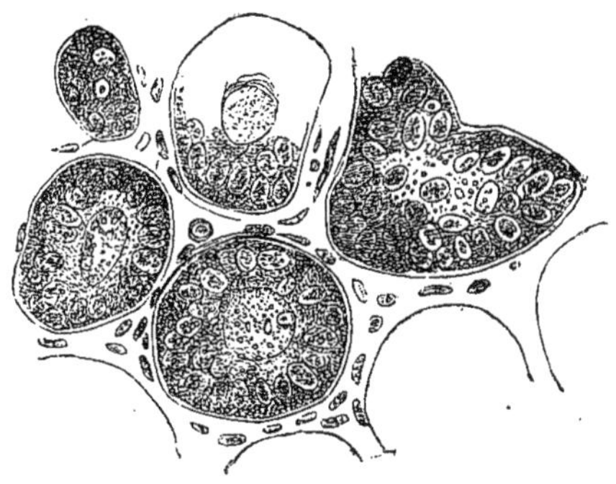

Fig. 5. — Coupe à travers un rein atteint de maladie de Bright. Les cellules qui tapissent les tubes sont granuleuses, remplies de granulations protéiques et graisseuses. Au centre des tubes, on voit la coupe de cylindres hyalins. — Grossissement de 420 diamètres.

cylindre plein en se moulant dans la cavité du tube, et qui constitue les filaments désignés sous le nom de *cylindres fibrineux* ou *hyalins*. Le nom de cylindres fibrineux est mauvais; il ne s'agit pas là de fibrine dont ils n'offrent ni les réactions chimiques, ni l'apparence au microscope. Les cylindres hyalins nous paraissent être dus à une sécrétion colloïde des cellules, ou à une transformation colloïde des cellules elles-mêmes comparable à ce qui se passe dans la dégénérescence colloïde des cellules du corps thyroïde.

Quel que soit leur mode de formation, les cylindres hyalins ont dans l'anatomie pathologique et dans la symptomatologie de la néphrite albumineuse une importance considérable. Leur longueur, leur épaisseur sont très-variables; la substance qui les compose présente souvent des cassures et des brisures nettes; ils entraînent habituellement avec eux des cellules ou des granulations accolées à leur surface, ainsi que le montre la figure suivante (fig. 6).

Plus tard, lorsqu'il s'agit d'une maladie de Bright persistante ou dès le début de certaines néphrites albumineuses, comm celle de l'empoisonnement par le phosphore, des granulations graisseuses s'accumulent dans le protoplasma des cellules en même temps que les granulations protéiques. La dégénérescence graisseuse des cellules caractérise la seconde période de la néphrite albumineuse permanente et peut même être la lésion prédominante dans certains cas.

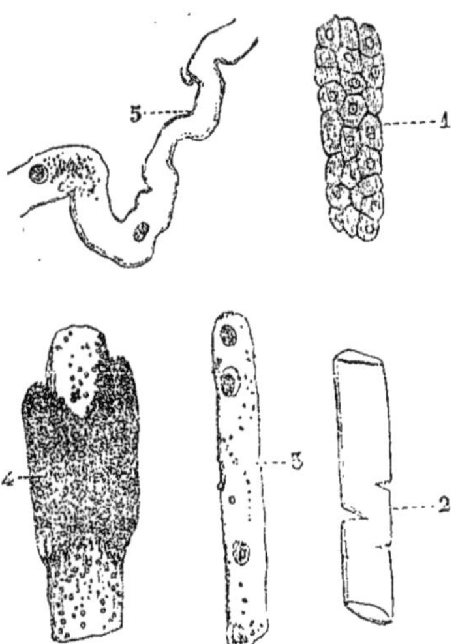

Fig. 6. — Cylindres hyalins dans la néphrite albumineuse. 1, cellules du rein desquamées et entraînées par l'urine; 2, cylindre hyalin avec des cassures sur les bords; 3, cylindre ayant entraîné à sa surface des fragments de cellules; 4, cylindre hyalin recouvert de granulations graisseuses.

La dégénérescence graisseuse des cellules entraîne, lorsque l'affection a duré un certain temps, une diminution de volume des tubes urinifères. La formation nouvelle des cellules se ralentit, les cellules s'atrophient en même temps qu'elles restent graisseuses, les tubes moins remplis reviennent sur eux-mêmes, et il en résulte une véritable atrophie partielle ou plus ou moins générale du rein par diminution de diamètre des tubes urinifères.

C'est ce que montre très-bien la figure 7, dessinée au même grossissement que la figure 5. Dans ce cas particulier, comme dans un grand nombre de maladies de Bright arrivées à leur dernier terme qui est l'atrophie du rein, le tissu conjonctif de la trame de l'organe n'était pas épaissi. Nous reviendrons bientôt sur ce point.

La dégénérescence amyloïde des cellules s'observe dans certains cas de néphrite albumineuse compliquée d'état amyloïde des vaisseaux, mais non dans tous; elle est beaucoup plus rare que la lésion vasculaire. Les cellules sont alors converties en petits blocs amorphes hyalins et homogènes, d'une réfringence spéciale, susceptibles de se colorer par l'iode. Ces cellules sont parfois soudées entre elles.

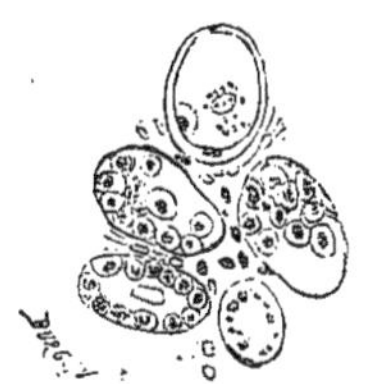

Fig. 7. — Tubes urinifères atrophiés et contenant des cellules petites, en partie désintégrées et des granulations graisseuses. — Grossissement de 420 diamètres. Pour se rendre compte de l'atrophie des cellules et des tubes, on peut comparer cette figure avec la figure 5, dessinée au même grossissement.

Dans les périodes avancées de la maladie de Bright, en même temps que les altérations des cellules des tubes urinifères, apparaissent, comme leur suite presque forcée, une série de lésions telles que des dégénérescences variées des vaisseaux, une incrustation calcaire de la membrane propre des glomérules, des épaississements de la membrane propre des tubes urinifères, ou du tissu fibreux du rein comme dans la néphrite interstitielle chronique, et enfin des kystes. Nous étudierons le mode de formation de ces derniers à propos des diverses espèces de néphrite où on les rencontre.

Les altérations des cellules épithéliales dues à l'irritation constituent le groupe des néphrites albumineuses ou parenchymateuses, parmi lesquelles nous décrirons, comme espèces distinctes, la *néphrite catarrhale* ou *albumineuse passagère*, la *néphrite albumineuse persistante*, qui présente elle-même plusieurs degrés ou formes, et en particulier celles où prédominent la *dégénérescence graisseuse* simple et la *dégénérescence amyloïde*.

§ 2. — **Anatomie pathologique de chaque espèce de néphrite en particulier.**

a. NÉPHRITES INTERSTITIELLES.

I. — NÉPHRITE SIMPLE.

Synonymie. — Néphrite aiguë. — Néphrite circonscrite. — Néphrite suppurative. — Suppuration du rein. — Abcès du rein.

Elle survient à la suite des contusions, des traumatismes, à la suite des irritations parties des conduits excréteurs, causées par des calculs du bassinet ou des uretères, à la suite de la rétention de l'urine, dans le cours des maladies de la moelle épinière, etc. Le plus souvent sa cause sera évidente à l'autopsie, mais dans certains cas très-rares, elle nous échappe et l'on qualifie la néphrite du nom de spontanée.

La lésion est plus ou moins étendue; elle peut affecter un point très-circonscrit de l'un des deux reins ou bien envahir plus ou moins les deux glandes à la fois.

Au début, les points altérés sont rouges et tuméfiés; sur une coupe du rein, du sang s'en écoule en assez grande abondance; lorsqu'on a lavé, la rougeur générale diminue, mais on peut voir de véritables ecchymoses, soit rouges, soit ardoisées, dues à des apoplexies sanguines dans l'intérieur du tissu conjonctif du rein, dans la capsule du glomérule et dans les tubes urinifères. Dans les points correspondants, la capsule fibreuse du rein est fortement injectée et présente des arborisations vasculaires et même des ecchymoses rouges ou de couleur ardoisée. Lorsque dans une autopsie on observe une congestion aussi prononcée du rein, il est rare que dans un point quelconque on ne trouve pas du pus formé, soit qu'il existe un ou plusieurs abcès, petits à leur début, soit que la cavité préexistante d'un kyste rénal se soit remplie de pus. Très-souvent, en effet, la néphrite simple est un état aigu surajouté à une lésion chronique du rein, surtout à une affection calculeuse ou à une rétention d'urine.

Lorsque plus tard, du pus s'est formé, l'aspect du rein

change ; le pus peut être réuni en foyer, ou infiltré et incorporé, pour ainsi dire, au tissu rénal. C'est bien certainement la lésion la plus caractéristique de cette espèce. Le rein, dont la forme générale est conservée, est augmenté de volume et peut, ainsi que je l'ai vu dans un cas, être complétement infiltré de pus aussi bien dans la substance corticale que dans les pyramides; il apparaît jaune et opaque à sa surface lorsqu'on a enlevé sa capsule. Sur une surface de section sa couleur est jaune, opaque; par une pression latérale on fait écouler du pus en nappe ; ce pus est épais et bien lié. Lorsqu'on a lavé la surface de section, on voit que le tissu rénal est infiltré par le pus et friable. Dans ce cas, lorsqu'on examine une mince section au microscope, on ne voit que des corpuscules de pus, aussi bien dans le tissu cellulaire que dans l'intérieur des tubes du rein.

Le plus souvent l'infiltration puriforme occupe la substance corticale ; dans un cas représenté par Rayer, les mamelons et une partie des pyramides de Malpighi étaient seuls gorgés de pus.

Dans d'autres autopsies, le pus est réuni en foyers petits et disséminés, et il faut alors rechercher avec soin si les lésions ne sont pas dues à des embolies capillaires, ou bien le pus est collecté en un grand abcès. Lorsque ces abcès sont récents, ils contiennent un pus bien lié, jaunâtre, et la paroi de la poche est formée par le tissu même du rein vivement congestionné. Lorsque les foyers sont anciens, le pus est plus ou moins décomposé, épaissi par son mélange avec des sels calcaires, ou au contraire séreux et fétide. La poche du foyer peut présenter une véritable membrane de tissu conjonctif. Dans les reins qui sont le siége de ces foyers anciens, on trouve presque constamment d'autres lésions telles qu'atrophie partielle, bosselures et irrégularités de la surface, kystes, etc. Il est possible que des foyers purulents puissent, consécutivement à la résorption du pus, ne laisser à leur place qu'un kyste séreux ; mais nous devons aussi attirer l'attention sur ce fait que, sur des reins possédant depuis longtemps des kystes séreux, un ou plusieurs de ces kystes peuvent, à un moment donné, se remplir d'un liquide louche, puriforme. J'ai observé plusieurs de ces faits dans les rétentions d'urine terminées par une inflammation du rein.

Une erreur bien commune est celle qui consiste à prendre une distension du bassinet et des calices par du pus pour un ou plusieurs abcès du rein. Dans certains cas, en effet, la distension du bassinet et des uretères amène consécutivement une atrophie de tout le rein qui forme tout simplement la paroi d'une poche pleine de pus. Les abcès du rein d'un volume considérable, indiqués par les anciens auteurs, se rapportent presque tous à une suppuration du bassinet. Il suffit d'être prévenu de la possibilité d'une pareille erreur pour l'éviter. Il ne faudrait pas non plus regarder comme des abcès du rein ou des néphrites les pyélites tuberculeuses et les tubercules confluents de la substance rénale qui se présentent quelquefois comme une maladie primitive. L'existence de véritables abcès du rein est du reste assez fréquente dans les pyélites suppurées qui agissent là comme cause occasionnelle de la néphrite.

Les points suppurés du rein ont un avenir variable; lorsque les sommets des cônes sont seuls envahis, ils peuvent s'ulcérer et donner lieu à des ulcères tomenteux qui suppurent librement dans le bassinet. Des kystes, des cicatrices, suivis généralement d'atrophie avec condensation de l'organe, sont la suite des petits abcès terminés par la guérison.

Les grands abcès du rein peuvent s'ouvrir: *a*, dans le bassinet, ce qui est une voie relativement favorable, et ils sont évacués alors par les urines ; *b*, dans une partie de l'intestin, le côlon, le duodénum (Rayer, *Atlas*, pl. 19, 20 ; Gintrac, *Journal de Bordeaux*, avril 1867) ; *c*, à l'extérieur, à travers les parois abdominales et particulièrement au niveau de la région lombaire; *d*, dans le péritoine, et ils déterminent alors une péritonite rapidement mortelle; *e*, à travers le diaphragme, le poumon et les bronches (Rayer, *Atlas*, pl. 51); *f*, dans un cas de Rayer (*Atlas*, pl. 20, fig. 2), le foie était ulcéré et formait la paroi d'un abcès qui lui était commun avec le rein. On a vu aussi un abcès splénique communiquant avec une poche purulente du rein (Rosenstein).

Dans plusieurs cas, la néphrite suppurée paraît s'être terminée par une véritable gangrène du rein. Mais ici nous devons faire remarquer avec quelle facilité, surtout dans les cas de septicémie, les reins s'altèrent rapidement sous l'influence de la décomposition cadavérique ; en pareil cas, un emphysème putride peut même se manifester : il suffit d'être prévenu d'une pareille erreur pour l'éviter.

Lorsque la néphrite interstitielle aiguë ne suppure pas, elle se termine souvent par les lésions que nous allons bientôt étudier sous le nom de néphrite interstitielle chronique.

II. — NÉPHRITE MÉTASTATIQUE.

Synonymie. — Néphrite pyémique. — Abcès métastatiques. — Infarctus du rein. — Néphrite rhumatismale de Rayer.

Les fragments emboliques entraînés par la circulation artérielle à la suite d'une endocardite valvulaire ou d'une artérite, quelle que soit la cause de celles-ci, déterminent dans le rein deux genres de lésions : 1° des *abcès ;* 2° des *infarctus* du rein n'ayant généralement aucune tendance à s'abcéder. Ces derniers ont été décrits et figurés par Rayer sous le nom de *néphrite rhumatismale.*

1° *Abcès métastatiques du rein.* — Le plus souvent les abcès métastatiques du rein se rencontrent concurremment avec pareilles lésions des poumons, de la rate, du foie, etc.; mais on peut aussi ne trouver d'abcès métastatiques que dans le rein. Ils coïncident le plus souvent, d'après les autopsies où les vaisseaux ont été examinés avec tout le soin nécessaire, avec un fragment embolique arrêté soit dans une branche volumineuse de l'artère rénale, soit dans plusieurs petites branches. Un embolus unique d'une branche volumineuse peut être le point de départ d'un seul abcès considérable, ou, si le caillot s'est fragmenté et a pénétré de là dans plusieurs ramifications, on aura plusieurs petits abcès miliaires. Pourquoi ces embolies donnent-elles lieu dans une série de faits à des abcès, tandis qu'ailleurs on n'aura rien autre chose qu'un infarctus sans aucune tendance à la suppuration ? Il y a là bien des questions qui ne sont pas encore résolues et que provisoirement on explique en disant que les abcès sont dus à une altération septique de liquides, à un ramollissement sanieux de l'embolus ou à un état particulier des sujets qui les dispose à la suppuration.

Quoi qu'il en soit, et même indépendamment des coagulations trouvées dans les artères, les abcès emboliques possèdent des caractères anatomiques qui leur sont propres.

On peut les étudier à divers états de développement sur un même rein, surtout lorsqu'ils sont récents : après avoir enlevé la capsule fibreuse, on découvre des îlots ou agglomérations circulaires de petites saillies miliaires, les unes d'un rouge foncé, les autres blanches ou jaunes à leur centre ou dans toute leur masse, ces dernières étant entourées d'une zone de congestion. C'est sur ces petits foyers qu'on peut faire le mieux l'examen microscopique et suivre le début de la suppuration dans le rein ; ce sont eux qui nous ont servi de type dans la description que nous en avons donnée. Lorsqu'on coupe le rein suivant le diamètre d'une agglomération de pareils petits foyers miliaires, on voit qu'ils se continuent dans la substance corticale et médullaire en affectant une disposition qui rappelle la distribution d'une artériole rénale; ces îlots de petits abcès ont d'une façon générale la forme d'un cône dont la base est à la périphérie du rein. Nous en avons eu de fréquents exemples à notre disposition, soit dans les services de chirurgie, soit dans les services de médecine dans les autopsies de fièvre puerpérale.

Les foyers miliaires les plus petits et encore rouges présentent déjà des globules de pus formés ; sur les foyers plus avancés, on peut faire sortir avec une aiguille une gouttelette de pus. Autour d'eux les tubes urinifères offrent les lésions de la néphrite catarrhale due à la congestion intense du tissu rénal qui les entoure. (Voyez, pour l'histologie pathologique de ces abcès, p. 17, fig. 3.)

Les foyers purulents plus volumineux et les grands abcès, ordinairement uniques, ne diffèrent que par leur cause efficiente de ceux que nous venons d'étudier dans la néphrite simple.

Les abcès du rein et les infarctus sont plus fréquents à gauche qu'à droite, ce qui tient à la disposition de l'artère rénale.

2° *Infarctus du rein.* — M. Ball a parfaitement établi (Thèse d'agrégation, 1866, p. 43) que la néphrite rhumatismale de Rayer consiste simplement dans des infarctus du rein n'ayant habituellement pas, dans le cas de rhumatisme, de tendance à la suppuration. Il suffit de jeter les yeux sur les figures 2, 5, 6 et 7 de la planche V de l'atlas de Rayer pour reconnaître les types les plus nets d'infarctus et leurs diverses périodes. Rayer n'a pas seulement décrit les infarctus du rein sous le nom de néphrites rhumatismales; mais il en a aussi fait admirablement figurer un cas sous le titre d'hémorrhagie rénale (fig. 1 et 2 de la planche XXXIV). En analysant du reste tous ces cas d'infarctus du rein dans Rayer, on voit qu'ils coïncident avec des lésions des valvules du cœur et de l'aorte, lésions si fréquentes dans le rhumatisme.

Plus ou moins volumineux, plus ou moins nombreux suivant les cas, les infarctus du rein s'observent à la surface de l'organe. D'un rouge foncé intense à leur début, ils font une légère saillie. Bientôt toute la partie rouge se décolore et devient jaune; elle est entourée à sa périphérie par une zone de congestion. Sur une section de la substance corticale, l'infarctus montre une forme plus ou moins régulièrement conique à base dirigée du côté de la périphérie, et il occupe tout le terrain vasculaire d'une artériole.

L'examen microscopique de sections de la partie altérée fait constater (fig. 8) que les vaisseaux capillaires du rein sont remplis par une substance opaque riche en granules d'héma-

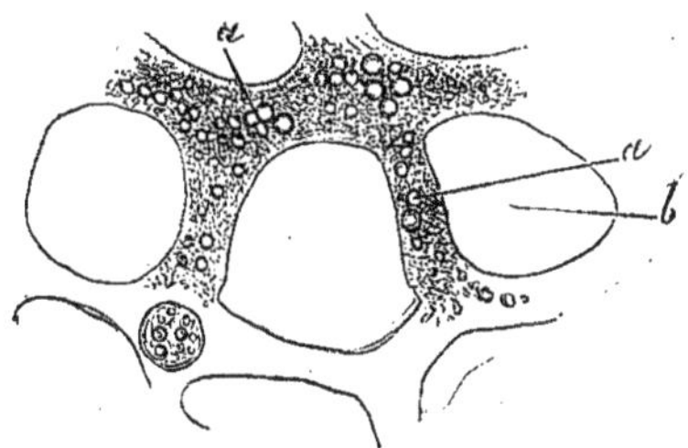

Fig. 8. — *a*, vaisseaux capillaires intertubulaires du rein remplis par un coagulum granuleux dans un cas d'infarctus du rein.

tine et en graisse, éléments qui proviennent de la fibrine et des globules du sang; les cellules épithéliales sont granuleuses et opaques, infiltrées elles aussi de granules graisseux et en voie de destruction.

Peu à peu les matériaux résultant de la mortification moléculaire de la partie atteinte sont repris par la circulation et résorbés; alors l'infarctus s'affaisse ; de saillant il devient rétracté, et ne laisse plus à sa place qu'une cicatrice déprimée.

III. — NÉPHRITE INTERSTITIELLE CHRONIQUE.

Synonymie. — Atrophie avec condensation du rein. — Rein granuleux. — Gouty kidney de Todd.

La néphrite interstitielle chronique est caractérisée, ainsi que nous l'avons vu plus haut (page 16), par ce fait que le tissu conjonctif proliféré s'organise en tissu conjonctif et produit un épaississement fibreux de la trame du rein.

Les néphrites interstitielles chroniques présentent plusieurs types anatomiques en rapport avec leur cause productrice. On les observe : *a*, dans le cours des maladies chroniques du cœur; *b*, dans tous les processus inflammatoires chroniques du rein, où elles sont liées à l'atrophie et aux cicatrices de l'organe ; *c*, chez les vieillards, comme une lésion liée à la dégénérescence athéromateuse des artérioles et des capillaires du rein, et à l'atrophie de la glande.

A. — Les reins des malades qui meurent avec des lésions de la valvule mitrale sont presque constamment dans l'état suivant : ils sont durs, globuleux, lisses à leur surface ou légèrement chagrinés; leur tissu est gorgé de sang, les deux substances du rein sont fortement congestionnées, les glomérules apparaissent même à l'œil nu comme de petits points rouges. Le tissu du rein est ferme et dense; on éprouve une résistance insolite quand on essaie de l'entamer avec l'ongle. A l'examen microscopique, en outre des lésions de l'épithélium qui coïncident avec l'albuminurie et qui ne sont pas rares en pareil cas, on trouve la caractéristique de la néphrite interstitielle, c'est-à-dire l'épaississement des cloisons intertubulaires et du tissu conjonctif qui entoure les glomérules. L'état chagriné de la surface est dû à la rétraction de ce tissu fibreux de nouvelle formation. Le tissu conjonctif épaissi est riche en cellules plasmatiques. Ces lésions de la trame du rein et celles des cellules épithéliales, lorsqu'on les rencontre, sont incontestablement dues à la gêne du cours du sang veineux et à sa stase dans le rein.

Nous rapprocherons de cet état du rein dû aux congestions répétées dans les maladies du cœur, ce qu'on observe dans les congestions rénales qui accompagnent les fièvres intermittentes. Dans celles-ci, le processus est complexe : L'état congestif amène parfois des dépôts de pigment sanguin dans le tissu conjonctif intertubulaire ; le sang peut aussi charrier du pigment qui produit alors des embolies capillaires : enfin de véritables néphrites albumineuses, et même des dégénérescences amyloïdes (1) peuvent en être la conséquence ultime.

B. — Nous avons indiqué déjà, à propos de la néphrite simple, que des cicatrices fibreuses du rein pouvaient en être la conséquence ; nous décrirons, à propos de la néphrite albumineuse, le retrait et l'atrophie qui s'observent avec elle, soit comme un dernier stade de son évolution, soit comme une coïncidence fréquente dans la forme spéciale de néphrite albuminurique des goutteux.

Les maladies de l'appareil excréteur de l'urine, les calculs, les pyélites, les calculs du rein lui-même et les kystes sont des causes fréquentes d'atrophie et d'induration de l'organe et la néphrite interstitielle chronique joue là un rôle important.

Rien n'est plus varié que la forme générale du rein dans ces processus divers ; les décrire tous nous entraînerait hors de notre sujet. Disons seulement d'une façon générale que la capsule fibreuse de la glande est souvent épaissie et adhérente, en raison de sa participation à l'hyperplasie du tissu fibreux avec lequel elle est en connexion vasculaire. Les parties qui sont le siége de l'épaississement du tissu conjonctif sont granulées à la surface du rein, tantôt très-finement comme une peau de chagrin, tantôt sous forme de mamelons plus apparents. Cette apparence, à l'œil nu, est due à l'épaississement et à la rétraction du tissu fibreux exactement comme

(1) Les dégénérescences amyloïdes ont été récemment mises en doute par Malmsten dans les fièvres intermittentes.

dans l'hépatite interstitielle ou cirrhose du foie. Dans certains points, les tubes urinifères sont comprimés, resserrés, étranglés par places, tandis qu'en d'autres endroits ils sont dilatés en forme de petits kystes. Les glomérules subissent un sort analogue, ici atrophiés, là au contraire distendus outre mesure et formant de véritables kystes. Ces dilatations se comprennent aisément. L'urine contenue dans la capsule d'un glomérule, si le tube urinifère qui lui fait suite est resserré et oblitéré en un point, cette urine, disons-nous, ne pourra plus être éliminée, et, s'accumulant derrière l'obstacle, distendra peu à peu la capsule qui la contient. Nous donnons ici la figure de

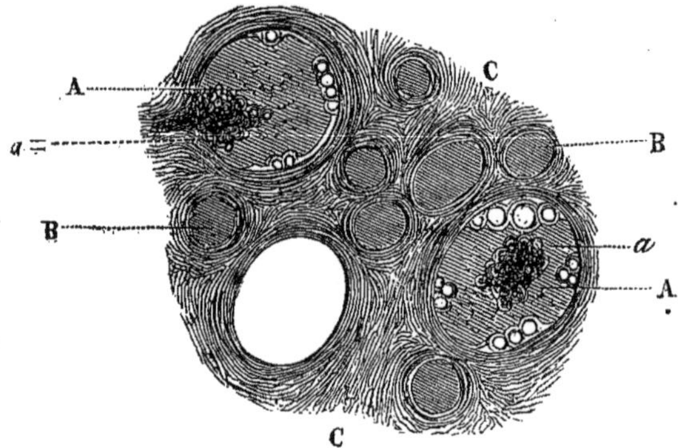

Fig. 9. — Néphrite interstitielle et kystes colloïdes du rein. A, petits kystes provenant de la distension de glomérules ; *a*, vestiges des vaisseaux en partie atrophiés des glomérules devenus kystiques; B, tubes urinifères; C, stroma épaissi du rein. — Grossissement de 40 diamètres.

kystes microscopiques à leur début, remplis d'une substance colloïde et qui proviennent bien évidemment de la distension des capsules de glomérules, car on voit encore dans leur intérieur les vestiges des vaisseaux atrophiés.

C. — Les reins des vieillards observés à la Salpêtrière et à Bicêtre présentent presque toujours, avec un état athéromateux et une sclérose des parois des artères et des capillaires, un certain degré d'atrophie des tubes urinifères et de néphrite interstitielle. Ce sont là trois lésions parallèles dues à la même cause, à la sénilité, et dont nous connaissons bien des exemples dans d'autres organes, en particulier au sommet des poumons. Les reins sont petits, irréguliers, chagrinés, quelquefois bosselés à leur surface.

« Les vaisseaux qui se rendent aux parties atrophiées, dans une sorte d'isolement, paraissent volumineux, eu égard aux parties auxquelles ils se distribuent. Ils peuvent être facilement suivis dans leurs principales divisions... Coupés en travers, ces vaisseaux font une saillie analogue aux vaisseaux divisés d'une matrice de vieille femme. » (Rayer, *loc. cit.*, t. I, p. 320.)

Ces reins sont souvent le siége de kystes plus ou moins volumineux ; leur tissu est dur et résiste à l'ongle. Quelquefois à ces lésions s'ajoutent celles de la néphrite catarrhale très-légère, mais il est rare que les urines contiennent des proportions notables d'albumine qui, du reste, ne s'y montre jamais d'une façon permanente. Cet état coïncide parfois avec de petits calculs d'acide urique dans les reins mêmes ou dans les bassinets. Souvent on trouve aussi, à la surface de ces reins, de petits points à peine visibles à l'œil nu, opaques et durs qui résultent de l'incrustation calcaire de quelques glomérules de Malpighi. Les sujets à l'autopsie desquels on rencontre ces lésions ne paraissent pas en avoir souffert, et si la fonction rénale est incomplète comme tant d'autres au déclin de l'existence, les troubles qu'elle détermine semblent passer inaperçus. Ils doivent entrer cependant pour leur part dans l'allanguissement de la vie.

Il est très-rare qu'on ait affaire, *en médecine vétérinaire*, à des néphrites aiguës suppurées simples. Elles sont dues alors à des causes irritantes telles que la présence de calculs dans l'espèce bovine, et de strongles géants chez le chien.

La néphrite suppurée pyémique s'observe, mais assez rarement, chez les animaux domestiques.

b. NÉPHRITES ALBUMINEUSES.

Synonymie. — Dans ce groupe de néphrites où, comme nous l'avons vu (pages 19 et suiv.), l'irritation porte avant tout sur le parenchyme épithélial, le fait clinique dominant est l'albuminurie, aussi doit-on les appeler néphrites albumineuses ou *parenchymateuses*. On a encore donné à ces néphrites le nom de *diffuses*, indiquant la généralité ou la diffusion de la lésion à toutes les parties du rein, par opposition au mot de néphrite *circonscrite* qui s'applique aux cas de suppuration rénale. Les mots de *stéatose*, de *stéarose* du rein ne conviennent qu'à certaines formes de la maladie, en particulier à la néphrite albumineuse par empoisonnement phosporé. Le terme de cirrhose, employé quelquefois dans des cas de néphrite albumineuse, n'est justifiable que lorsqu'il s'agit d'une complication par une néphrite interstitielle.

Division des néphrites albumineuses. — A la suite de la découverte faite par Bright (1827) d'une lésion parfaitement caractérisée du rein dans l'albuminurie, les pathologistes eurent en tous pays de la tendance à rapprocher les unes des autres toutes les altérations du rein trouvées à l'autopsie des albuminuriques pour en faire une maladie unique. De ces recherches, où l'on comparait le symptôme albuminurie aux lésions étudiées à l'œil nu, résulta l'anatomie pathologique de la néphrite albumineuse telle qu'elle est décrite par Rayer. Ces lésions présentent, d'après Rayer, six formes distinctes, les deux premières appartenant à la néphrite albumineuse aiguë, les dernières à la néphrite albumineuse chronique. Le tort d'une pareille synthèse des néphrites albumineuses serait de laisser croire que ces divers états anatomiques du rein se succèdent régulièrement les uns aux autres, tandis qu'en réalité plusieurs des lésions précédentes répondent à des états bien distincts par leur cause, leur anatomie pathologique, leur symptomatologie, leur pronostic et leur traitement.

Lorsque plus tard Virchow (1), Reinhardt (2) et Frerichs (3) eurent étudié au microscope la lésion rénale et montré qu'il s'agissait dans tous les cas légers ou graves d'albuminurie

(1) Virchow, cité par Nieman (*De inflammatione renum parenchymatosâ*, Berlin, 1848, et *Virchow's Archiv*, t. IV, 1852, p. 261-325).

(2) Reinhart, *Deutsche Klinik*, 1849, n° 5 ; *Annalen der Charité zu Berlin*, 1850.

(3) Frerichs, *Bright's Krankheit*, 1851.

d'une lésion essentielle des cellules épithéliales (voy. p. 20), la synthèse histologique des formes de la néphrite albumineuse parut encore plus simple et se borna aux trois degrés décrits par Frerichs.

Nous avons déjà indiqué d'une façon générale cette évolution histologique de la lésion des néphrites albumineuses, et nous devons ici nous efforcer maintenant de décrire les types anatomiques qui répondent à des formes bien distinctes par leurs causes et par leur ensemble symptomatique. L'anatomie pathologique doit être avant tout l'introduction à la partie clinique de ce travail.

Plusieurs auteurs anglais se sont élevés contre la prétendue unité de la maladie de Bright.

Ainsi le docteur Todd (1) admet : 1° une forme aiguë avec *hypertrophie* du rein et hydropisie aiguë (fièvre scarlatine) ; 2° une forme dans laquelle l'hydropisie est très-variable, et la marche chronique, et qui comprend : la dégénérescence *graisseuse* (rein de Bright), la dégénérescence *cireuse*, et la néphrite chronique avec *atrophie* du rein, rein goutteux (gouty Kidney (2).

Johnson (3) adopte les divisions suivantes : néphrite *desquamative aiguë*, *chronique*; *cireuse;* néphrite *sans desquamation*; dégénérescence *graisseuse*; *suppurative*. Cette dernière appartient aux néphrites du chapitre précédent.

Grainger Stewart (4) reconnaît les trois formes suivantes : nflammatoire, cireuse ou amyloïde, cirrhotique ou atrophique. —Dickinson (5) donne une classification très-voisine de celle-ci.

(1) Robert Bently Todd, *Clinical lectures on certain diseases of the urinary organs*. London, 1857.

(2) Le rein goutteux de Todd n'est autre chose que la néphrite interstitielle chronique.

(3) Johnson, *Forms and stage of Bright's disease* (*Medico-chirurg. Transact.*). London, 1859, vol. XLII.

(4) Grainger Stewart, *Practical treatise of Bright's diseases of the Kidney*. Edimburg, 1868.

(5) Dickinson (*On the pathology and treatment of albuminuria*, London, 1868) s'appuyant également sur l'anatomie, distingue : 1° l'altération du rein avec altération de l'épithélium des tubes urinifères (*tubal nephritis*) ; 2° l'al-

Le professeur Sée, dans ses leçons faites à l'hôpital des Enfants malades, en 1860 et 1861, a rattaché les groupes symptomatologiques de l'albuminurie à leurs lésions de façon à constituer autant d'espèces bien distinctes, qui sont les suivantes :

a. La *forme aiguë inflammatoire* (catarrhale) caractérisée par la desquamation épithéliale, etc.

b. Les formes chroniques de la maladie de Bright qui sont : la *dégénérescence graisseuse*, la *dégénérescence amyloïde* et l'*atrophie.*

La classification des variétés de néphrites albumineuses que nous proposons concorde avec la précédente dans toutes ses parties essentielles. La voici :

1° Néphrite albumineuse passagère (catarrhale);

2° Néphrite albumineuse subaiguë et chronique;

a. Avec prédominance de la dégénérescence graisseuse.
b. Avec dégénérescence amyloïde.
c. Avec granulations de Bright.
d. Avec atrophie.

1° NÉPHRITE ALBUMINEUSE PASSAGÈRE.

Synonymie. — Néphrite catarrhale. — Catarrhe des canalicules urinaires. — Néphrite desquamative.

Le type de ces néphrites nous est donné par les intoxications dans lesquelles l'agent irritant s'élimine rapidement par le rein, par exemple, dans l'empoisonnement par les cantharides, l'acide sulfurique, le plomb; un grand nombre d'affections fébriles infectieuses agissent de même.

A l'autopsie, les reins ont leur volume normal ou légèrement accru, leur surface est lisse; ils sont plus ou moins congestion-

tération du tissu fibreux (*néphrite atrophique et condensante*) ; 3° l'altération des vaisseaux sanguins (dégénérescence cireuse, amyloïde) : l'auteur appelle cette dernière *dépurative* parce qu'elle se produit surtout lorsque l'organisme est épuisé par une longue suppuration.

nés, parfois même ils sont pâles à leur surface; sur une section, la substance corticale, quelquefois plus large qu'à l'état normal, est gris blanchâtre et opaque. En regardant avec attention la coupe de la substance corticale, on voit de petites bandes parallèles entre elles, qui ne sont autres que les pyramides de Ferrein, et qui possèdent la coloration gris blanchâtre opaque dont nous venons de parler. Les glomérules de Malpighi sont le plus souvent injectés.

Les pyramides de Malpighi sont fortement congestionnées; le tissu intermédiaire entre elles et la substance corticale montre aussi une coloration blanchâtre opaque disposée en stries longitudinales dans le sens de la direction des tubes, et qui sont dues à la lésion des tubes à anses de Henle (voy. p. 5).

Lorsqu'on presse latéralement sur les cônes, on en fait sortir un liquide blanchâtre opaque qui contient des cylindres hyalins.

Quelquefois les calices et les bassinets sont vivement injectés, et s'il s'agit d'une lésion produite par les cantharides, il peut y avoir à la surface de ces canaux un liquide puriforme et des exsudats fibrineux, cette substance produisant à la fois, ainsi que l'a montré M. le professeur Bouillaud, une irritation inflammatoire de toute la muqueuse des voies urinaires.

Les reins, examinés à l'œil nu dans le cas de néphrite catarrhale, ne diffèrent de ce qu'ils sont à l'état normal que par une coloration grise et une certaine opacité de leur substance corticale.

Aussi cette lésion du parenchyme rénal passe-t-elle souvent inaperçue lorsque l'autopsie n'est pas faite avec tout le soin désirable. C'est ce qui a eu lieu pendant longtemps pour les altérations du rein dans les fièvres, dans la scarlatine en particulier, dans la grossesse, etc.

Mais à l'examen microscopique, avec un faible grossissement (40-50 diamètres), on reconnaît que les tubes contournés de la substance corticale sont opaques et sombres à la lumière directe; ils sont remplis de cellules en état de tuméfaction trouble (voy. p. 20). C'est l'altération de ces cellules infiltrées de granulations protéiques et de quelques granulations graisseuses qui donne aux tubes urinifères leur opacité, et qui donne à l'œil nu l'apparence blanchâtre et l'opacité légère que présente la substance corticale du rein.

Les tubes urinifères malades montrent dans la substance corticale, et surtout dans la substance des pyramides, une quantité notable de cylindres hyalins très-transparents qu'il est facile de retrouver dans les urines pendant la vie.

Dans un certain nombre de cas, cette variété de néphrite n'est que le premier degré de la suivante.

2° NÉPHRITE ALBUMINEUSE SUBAIGUE ET CHRONIQUE.

Synonymie. — Néphrite parenchymateuse (1). — Néphrite diffuse.

La néphrite albumineuse ne diffère de la précédente au point de vue anatomique que par des lésions plus profondes, plus intenses; et bien qu'elle puisse lui succéder directement, on peut dire d'une façon générale qu'elle s'en distingue par ses causes aussi bien que par ses symptômes, sa durée et son pronostic. Elle succède souvent à l'impression du froid, à des accidents scrofuleux, à la tuberculose, à la pneumonie chronique, etc.

Au début de la maladie, les reins sont congestionnés et augmentés de volume aux dépens de la substance corticale; la capsule, qui se détache aisément, étant enlevée, la surface rénale apparaît d'un rouge brun, congestionnée uniformément ou par places. Les parties qui ne sont pas rougies par la distension des vaisseaux sont grisâtres ou gris jaunâtre, et il en résulte un aspect marbré. Sur une coupe de l'organe lavé pour enlever le sang, on note les traces de la congestion, les petits points rouges indiquant la réplétion des vaisseaux des glomé-

(1) Nous prévenons le lecteur que le mot de néphrite parenchymateuse est souvent employé par les auteurs allemands pour désigner une dégénérescence graisseuse simple, sans albuminurie, et dans laquelle il n'y a pas de raison d'admettre une inflammation rénale. C'est pour éviter cette confusion que nous nous servons du mot de néphrite albumineuse plutôt que de la dénomination de parenchymateuse.

rules et la couleur gris jaunâtre de toute la substance cortical qui est augmentée d'épaisseur.

Lorsque l'altération est plus avancée, la congestion de la substance corticale diminue, et l'on voit prédominer la couleur gris jaunâtre que M. Rayer appelle très-justement anémie inflammatoire. Les glomérules de Malpighi, lorsque la pièce est débarrassée du sang par le lavage, se montrent à l'œil nu comme des points brillants et translucides, parce qu'ils restent normaux au milieu d'un tissu devenu opaque.

A l'examen microscopique fait avec un faible grossissement, on reconnaît, comme dans la forme précédente, qu'un assez grand nombre de tubes urinifères de la substance corticale sont opaques et distendus. Les glomérules sont quelquefois le siége de petits épanchements sanguins qui se sont effectués entre les vaisseaux et la capsule.

L'examen microscopique fait avec un plus fort grossissement montre les tubes remplis de cellules troublées par des granulations protéiques et contenant à leur centre de nombreux cylindres hyalins (voy. fig. 5).

Les cellules peuvent ne plus conserver leurs rapports normaux avec la paroi des tubes, et elles s'accumulent alors irrégulièrement en distendant les tubes urinifères sous forme de dilatations variqueuses. Le mot de néphrite desquamative, dont se servent Johnson et la plupart des auteurs anglais, mot qui semble indiquer que les canaux urinaires possèdent moins de cellules qu'à l'état normal, est donc mauvais, puisqu'au contraire ils sont distendus par l'épithélium altéré.

La grande quantité de cylindres hyalins et leur nature supposée fibrineuse avaient fait comparer par Reinhardt la maladie de Bright à la pneumonie, et Virchow lui avait donné le nom de néphrite croupale, opinions et dénominations qui tombent devant ce fait que les coagulations dont il s'agit ne sont pas chimiquement composées de fibrine.

Comme il est rare qu'on observe une néphrite albumineuse de cette forme à son début, on trouve presque toujours, dans les examens de reins qu'on peut faire, des tubes urinifères contenant des cellules en dégénérescence graisseuse, c'est-à-dire possédant des gouttelettes jaunes réfringentes qui ne se dissolvent pas par l'acide acétique et qui disparaissent peu à peu avec l'éther.

A une période plus avancée de la lésion, en effet, un nombre plus ou moins considérable de tubes urinifères montre dans leurs cellules, avec des granulations protéiques, quelques granulations ou gouttelettes graisseuses.

C'est, en effet, le propre de la maladie de Bright, et en particulier de la forme que nous décrivons, de ne pas envahir tout le parenchyme rénal au même degré, de telle sorte qu'un certain nombre seulement des pyramides de Ferrein soient prises en même temps; lorsque dans certains tubes les cellules sont en dégénérescence graisseuse, elles ne sont que légèrement troublées dans les lobules contigus. C'est cette tendance du rein à ne s'altérer que partiellement et successivement qui détermine, ainsi que nous le verrons bientôt, la formation des granulations décrites par Bright.

S'il fallait, pour reconnaître la première période de la maladie, un œil exercé, il n'en est plus de même lorsque la dégénérescence graisseuse envahit un nombre plus ou moins considérable des tubes urinifères, car alors la surface de section du rein présente d'une façon régulière ou seulement par places une opacité très-prononcée et une couleur jaunâtre.

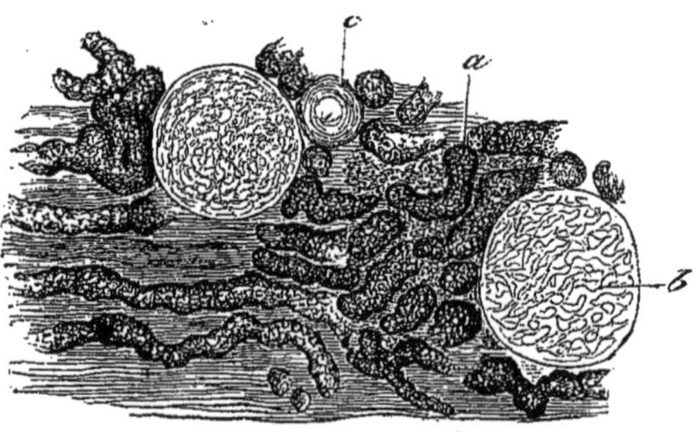

FIG. 10. — Coupe du rein dans un cas de néphrite albumineuse commune arrivée à la période de dégénérescence graisseuse. *a*, tubes urinifères opaques; *b*, glomérules transparents et normaux; *v*, coupe d'une artériole également saine. — Grossissement de 70 diamètres.

A ce degré, les sections du rein examinées à un faible grossissement montrent, comme dans la figure 10, les tubes urinifères opaques et les glomérules transparents; les vaisseaux, le tissu conjonctif, sont parfaitement normaux.

Les lésions précédentes, état trouble et dégénérescence graisseuse des cellules des tubuli, constituent la lésion essentielle et commune de toutes les formes de néphrites de Bright et se rencontrent dans celles qui nous restent à décrire. Mais les lésions précédentes existent seules, bien que l'albuminurie ait duré des années avec des alternatives d'aggravation ou de mieux être; rien ne peut nous faire supposer qu'elles se fussent compliquées plus tard d'une des lésions des vaisseaux ou du tissu conjonctif, que nous trouverons dans les variétés suivantes, et nous sommes par conséquent autorisé à en faire une variété distincte.

A. *Néphrite albumineuse avec prédominance de la dégénérescence graisseuse.* — Les dégénérescences graisseuses primitives du rein ne rentrent dans notre sujet, ni à titre de néphrites, ni à titre de néphrites albumineuses. Il ne saurait par conséquent être question ici de ces dégénérescences graisseuses complètes et si rapides de l'organe dans certains cas d'empoisonnement par le phosphore, ni d'un état analogue quoique moins prononcé qu'on trouve parfois chez les phthisiques, dans certains reins de vieillards, et à un degré partiel ou léger dans une foule d'états pathologiques. Dans tous ces cas, du reste, on ne trouve pas d'albumine dans les urines.

Nous savons, il est vrai, que la distinction de ces cas est souvent difficile. On peut nous objecter que la dégénérescence graisseuse de l'épithélium peut, dans ces faits, suivre une période d'irritation qui nous échappe. On peut même avancer que cette dégénérescence graisseuse des cellules épithéliales est un de leurs modes de réaction sous l'influence d'actions irritantes. Mais dans l'état actuel de la science, et en présence de l'obscurité du mode d'action de la plupart des causes de dégénérescence graisseuse, nous ne pouvons que rester dans le doute à leur sujet, et *à fortiori* il nous paraît impossible d'affirmer leur nature irritative.

La néphrite albumineuse avec prédominance de la dégénérescence graisseuse succède à la forme précédente dont elle n'est qu'une exagération, ou bien elle s'établit très-rapidement, comme cela peut avoir lieu dans l'intoxication alcoolique, et dans la néphrite albumineuse avec stéatose partielle causée par l'action du phosphore. Il est, en effet, des exemples d'intoxication phosphorique où une certaine quantité d'albumine passe dans les urines en même temps que le rein présente une infiltration protéique et graisseuse de ses cellules comme

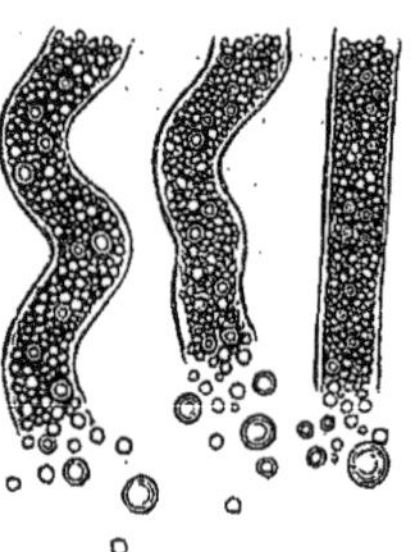

FIG. 11. — Tubes de la substance corticale du rein dans la forme non albuminurique de l'empoisonnement par le phosphore (stéatose pure).

dans toute autre néphrite albumineuse (Ranvier, *Journal de l'anatomie*, mars 1867). Une même cause aurait donc là des effets différents suivant l'intensité de son action. Comme nous ne connaissons pas d'une façon positive, malgré le grand nombre des travaux sur cette question (1), le mode d'action du phosphore sur le rein, nous devons nous contenter d'enregistrer les faits qui y sont relatifs.

(1) Mannkopff (*Wiener med. Wochensch.*, 1863) soutient que la dégénérescence graisseuse est consécutive à une irritation, opinion que partagent Virchow et Senftleben. D'après Munck et Leyden (*Virchow's Archiv*, 1861), le phosphore se transforme en acide phosphorique qui détruit les globules, et la dégénérescence graisseuse des tissus succéderait alors à leur dénutrition. Cette théorie tombe devant ce fait que les globules ne sont pas altérés dans l'intoxication par le phosphore (Bamberger). Dybkowsky rapporte l'action du phosphore aux vapeurs phosphorées qu'il dégage dans l'estomac. Enfin, d'après les expériences de Ranvier (*Société de biologie*, 1866), le contact du phosphore avec les tissus vivants, loin d'activer leur nutrition, est absolument impuissant à déterminer une irritation inflammatoire, d'où Ranvier conclut que ce poison ne peut agir qu'en affaiblissant la nutrition des éléments histologiques.

Quoi qu'il en soit, les deux formes d'altération du rein dues au phosphore n'en sont pas moins bien démontrées, et nous représentons ici l'état des tubes du rein dans l'une et dans l'autre (voy. fig. 11 et 12).

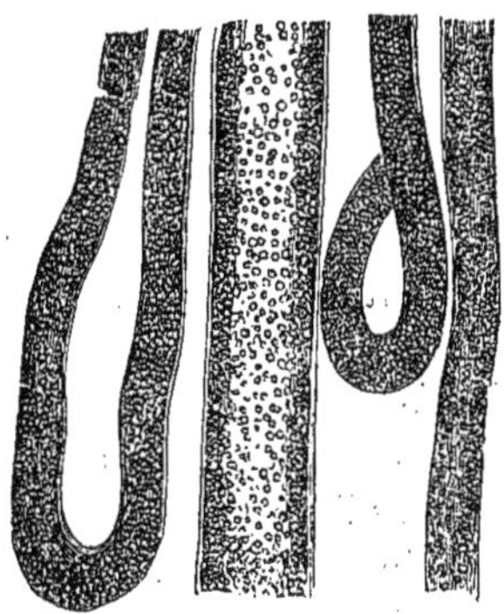

Fig. 12. — Coupe longitudinale de la substance tubuleuse du rein dans un cas de néphrite albumineuse due à un empoisonnement par le phosphore. Les tubes à anses de Henle, représentés dans la figure, sont plus altérés que le tube droit qui se trouve entre eux.

Les cylindres charriés par les urines dans la stéatose albuminurique due au phosphore ont ce caractère particulier d'être composés d'une masse grenue, contenant des molécules graisseuses, tandis que dans les autres lésions brightiques ils sont, à de très-rares exceptions près, parfaitement hyalins.

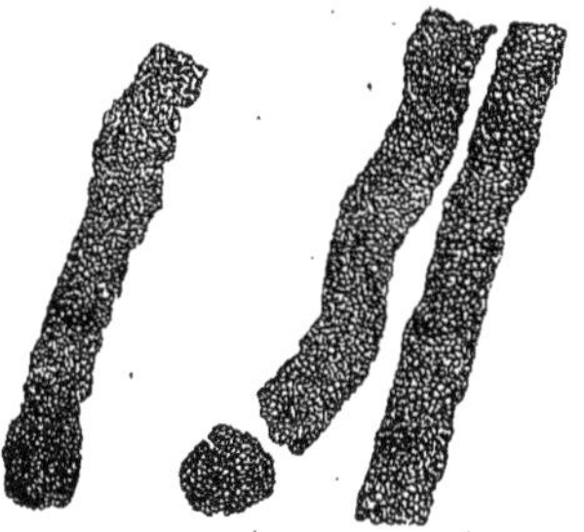

Fig. 13. — Cylindres pleins albumino-graisseux de l'urine albuminurique dans l'empoisonnement par le phosphore.

Dans les cas de dégénérescence graisseuse par le phosphore, les vaisseaux sanguins sont toujours parfaitement normaux :

mais il n'en est pas toujours de même dans les dégénérescences graisseuses du rein dues à l'alcoolisme, à la tuberculose, etc., et alors les vaisseaux capillaires et ceux des glomérules présentent les lésions que nous avons décrites et figurées déjà (voy. p. 18 et fig. 4).

Les reins atteints de néphrite albumineuse avec prédominance de la métamorphose graisseuse ont un volume très-voisin de l'état normal. Leur capsule se détache facilement. Leur surface est lisse et luisante. Leur consistance est pâteuse, et leur couleur est jaunâtre, surtout dans la substance corticale.

B. *Néphrite albumineuse avec dégénérescence amyloïde.* — Dans les nombreux faits d'altération amyloïde du rein que nous avons étudiés, nous l'avons toujours vue se produire concurremment avec une infiltration protéique et graisseuse plus ou moins considérable des cellules épithéliales des tubuli. On a donc, dans le plus grand nombre des cas, affaire à une néphrite albumineuse avec une altération spéciale des vaisseaux; parfois, bien que rarement, les parois hyalines et les cellules épithéliales des tubes urinifères sont altérées. Tous ces éléments sont comme infiltrés par la matière transparente hyaline, dite amyloïde, qui les distend et les transforme en blocs inaptes à la vie.

Cette matière possède la propriété de prendre une couleur brune ou brun rouge avec une solution diluée d'iode. Dans un grand nombre de cas, mais non dans tous, l'acide sulfurique ajouté aux préparations déjà colorées par l'iode, leur donne une couleur bleue, violette ou verte. On colore ainsi admirablement les glomérules, les vaisseaux, etc.

On rencontre surtout cette lésion à l'autopsie des phthisiques et des scrofuleux; quelquefois dans la syphilis constitutionnelle, dans les suppurations de longue durée, etc.

Les reins sont dans certains cas de cette espèce extrêmement volumineux; leur capsule s'enlève facilement; leur surface est alors parfaitement lisse; ils se montrent sur une surface de section pâles, anémiques, légèrement jaunâtres dans la substance corticale qui est très-épaissie. En regardant la section à jour frisant, on voit miroiter de petits points brillants qui ne sont autres que les corpuscules de Malpighi, plus volumineux et plus réfringents qu'à l'état normal, état qu'ils doivent à l'infiltration amyloïde.

Dans d'autres autopsies, les reins sont globuleux, durs et de volume normal.

Enfin, dans un petit nombre d'observations, les reins sont atrophiés, revenus sur eux-mêmes; leur capsule est adhérente et leur surface est granuleuse. Ces granulations sont alors semi-transparentes comme le rein tout entier, qui est dans ces cas imbibé dans toute sa masse et même dans ses cellules épithéliales par la matière amyloïde.

Cette rétraction du rein est due à une atrophie des tubes urinifères, atrophie qui coïncide parfois, comme dans un cas observé par nous, avec un épaississement du tissu conjonctif.

Les cylindres hyalins dans cette dégénérescence particulière du rein ont-ils des caractères spéciaux? Grainger-Stewart et d'autres auteurs ont insisté sur la coloration de ces cylindres par l'iode; nous avons produit aussi cette même coloration, mais nous l'avons vue se manifester avec une intensité analogue dans des cas de néphrite chronique non amyloïde, et l'on sait d'ailleurs avec quelle facilité les matières colloïdes fixent les substances colorantes. Mais nous n'avons pas vu les cylindres colorés par l'iode changer de couleur par l'addition de l'acide sulfurique.

La diminution considérable du calibre des vaisseaux est un fait constant dans l'altération amyloïde de leurs parois.

C. *Néphrite albumineuse avec granulations de Bright.* — Nous décrivons la néphrite albumineuse avec granulations de Bright comme une variété à part, parce qu'en effet elle présente dans ses symptômes et dans sa marche une gravité beaucoup plus grande que toutes les autres formes. Elle offre une lésion qu'on rencontre dans quelques autopsies de malades morts peu de temps après le début de la maladie de Bright, tandis qu'au contraire il est des albuminuries qui durent plusieurs années, sans que des granulations brightiques se produisent. Aussi, bien qu'elle débute par les lésions de la néphrite albumineuse commune et qu'elle ne soit qu'un degré plus intense du même processus, cette variété mérite une place à part dans la grande famille des néphrites albumineuses.

Dans cette forme, le volume des reins est très-variable, tantôt augmenté, tantôt diminué. La capsule fibreuse se détache difficilement, et il faut l'enlever avec ménagement pour ne pas emporter avec elle des lambeaux de la substance corticale. La surface du rein est inégale, chagrinée; elle présente des portions affaissées et d'autres saillantes, et le plus souvent des granulations hémisphériques jaunâtres et opaques. Ces granulations sont séparées par des sillons qui circonscrivent leurs bases et qui présentent des vaisseaux dilatés et variqueux remplis de sang. Dans quelques cas très-rares, quelques-unes de ces granulations, au lieu d'être opaques et jaunâtres, ont encore la couleur grise semi-transparente du rein normal.

Sur une coupe du rein, une partie ou la totalité de la substance corticale présente ces granulations qui tranchent par leur couleur jaunâtre et leur opacité sur le reste du tissu congestionné. L'examen microscopique fait sur des sections comprenant une ou plusieurs de ces granulations, montre qu'elles sont composées de tubes dilatés ou d'un volume normal, tandis que les tubes urinifères et les glomérules de la partie voisine sont normaux ou atrophiés. De cette différence de diamètre des tubes de petits îlots du rein résulte la saillie que les îlots de tubes dilatés forment à la surface de l'organe. Leur couleur différente dépend de l'état des cellules épithéliales contenues dans les tubes. Les granulations jaunâtres sont formées de tubes urinifères contenant des cellules en dégénérescence graisseuse. Les îlots semi-transparents contiennent des cellules très-voisines de l'état normal, tandis que les éléments des tubes urinifères voisins sont en dégénérescence graisseuse.

La figure 14 montre une section d'une granulation de Bright dont les éléments sont moins altérés que ceux du tissu rénal périphérique. Dans certains cas existent des ecchymoses au pourtour de la granulation.

La forme des granulations de Bright est déterminée par la lésion simultanée des tubes urinifères en un point d'une pyramide de Ferrein.

Ces granulations sont bien différentes, comme on le voit,

de celles dues uniquement à la néphrite interstitielle. Elles reconnaissent pour cause des lésions initiales des cellules épithéliales, tandis que les secondes sont dues à un épaississement du tissu fibreux.

Nous devons ajouter néanmoins que ce dernier processus peut se rencontrer aussi concurremment avec les granulations de Bright dans les reins atrophiés.

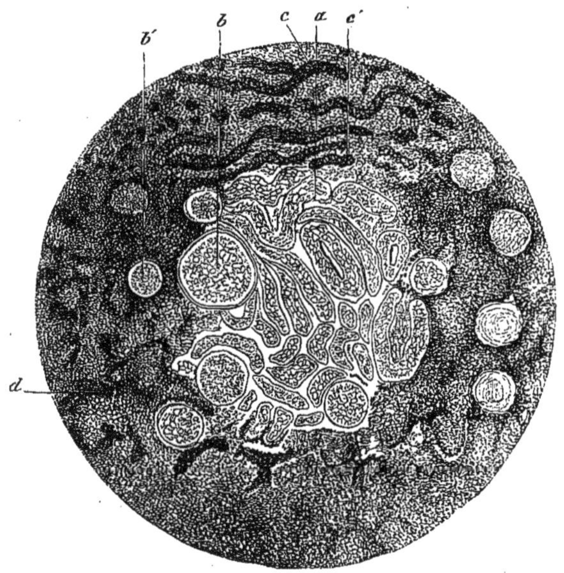

Fig. 14. — Coupe du rein à travers une granulation de Bright. La granulation comprend toute la partie claire du centre de la figure. *a*, tubes; *b*, glomérules de la granulation; *a'*, *b'*, tubes et glomérules atrophiés du parenchyme rénal voisin. — Grossissement de 40 diamètres.

D. *Néphrite albumineuse avec atrophie.* — Cette espèce, qui peut succéder à la néphrite albumineuse commune ou compliquée de granulations de Bright, est, de toutes les néphrites, celle qui présente réunies les altérations les plus variées. Elle est assez souvent observée chez les goutteux, où elle revêt parfois d'emblée une allure chronique avec des variations considérables dans son principal symptôme, qui est l'albuminurie, et même avec la cessation complète de l'albuminurie pendant un certain temps.

Ce qui la caractérise au point de vue anatomique, c'est l'atrophie du rein et l'existence fréquente sinon constante d'un degré plus ou moins prononcé de néphrite interstitielle chronique.

Les reins sont petits, irréguliers et granuleux ou même bosselés à leur surface ; leur capsule fibreuse est habituellement adhérente. La multiplicité des lésions qu'on y rencontre fait qu'ils échappent à une description générale ; ce sont des granulations transparentes, des incrustations calcaires des glomérules, des altérations athéromateuses des vaisseaux, comme dans la néphrite interstitielle chronique (voy. p. 32). Les kystes, qui y sont nombreux et fréquents, contiennent, dans leur intérieur, un liquide séreux ou teint par le sang, ou une matière colloïde réfringente et jaunâtre, solide, quelquefois avec des couches concentriques, parfois incrustée elle-même de sels calcaires et formant de petits calculs.

Les tubes urinifères sont petits, et, dans certains cas, un grand nombre d'entre eux sont remplis de cylindres colloïdes jaunes et assez durs, formés de la matière colloïde précédente. Ces

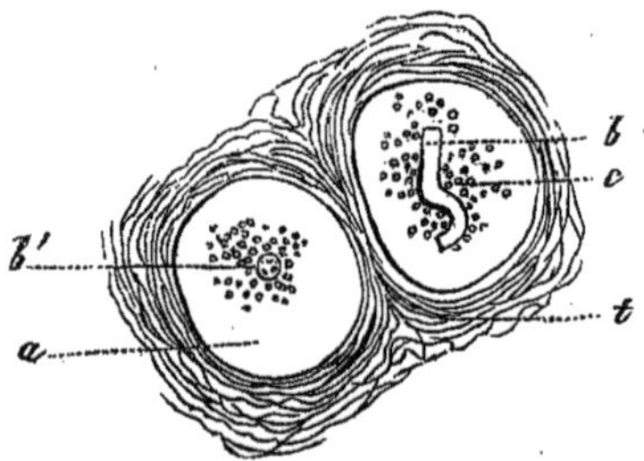

Fig. 15. — Coupe de deux tubes urinifères kystiques remplis de matière colloïde a, au milieu de laquelle on voit des cylindres hyalins de même nature b, b'.

cylindres, en obturant un tube en un point, peuvent déterminer la production de kystes au-dessus de l'obstacle. La figure suivante démontre bien la formation d'un de ces petits kystes aux dépens de la dilatation d'un tube urinifère; en effet, on voit un cylindre hyalin dans le kyste et l'on sait que ces cylindres, très-caractéristiques par leur forme et leurs réactions, ne se produisent que dans les tubes urinifères (observation faite par M. Ranvier).

C'est dans cette forme aussi qu'on voit le plus souvent des complications de calculs composés d'acide urique et incrustés dans le parenchyme rénal (néphrite goutteuse de Rayer).

Enfin nous décrirons ici la lésion spéciale à la néphrite albumineuse des goutteux, et qui consiste dans la production de concrétions d'urate de soude.

Signalées pour la première fois par M. de Castelnau (*Archives génér. de médecine*, 4e série, t. III, p. 285), bien décrites par Garrod, ces lésions consistent dans des dépôts linéaires, striés, blancs comme l'ivoire, durs et analogues à la matière qui imprègne les articulations dans la goutte. Ces concrétions linéaires font corps avec le rein et sont disposées le plus souvent dans la substance corticale, où elles sont parallèles à la direction des tubes urinifères; elles siégent plus rarement dans la substance corticale.

L'examen microscopique de ces dépôts montre qu'ils consistent en un amas de cristaux d'urate de soude disposés en faisceaux radiés ou sous des formes diverses. Le dépôt des sels uratiques se fait primitivement, ainsi que nous l'avons montré dans un travail fait en commun avec M. Charcot (1), dans les tubes urinifères. Ceux-ci, remplis d'urates amorphes, servent ensuite de centre de cristallisation à des cristaux fasciculaires qui irradient de tous côtés dans le tissu voisin.

D'après les relevés de Todd (2), de Garrod (3), de Dickinson (4), les reins des goutteux albuminuriques sont, d'une façon générale, petits, granuleux, durs et plus ou moins atrophiés.

Les deux observations que nous avons publiées (*loc. cit.*)

(1) Charcot et Cornil, *Contributions à l'étude des altérations anatomiques de la goutte* (*Société de biologie*, 1863).

(2) Todd, *Clinical lectures on certain diseases of the urinary organs and dropsies*. London, 1858, in-12.

(3) Garrod, *De la goutte*, traduction française par M. A. Ollivier, avec notes de M. Charcot, 1867.

(4) Dickinson, *Medic.-chir. Transactions*, 1861, p. 170, et *Pathology and reatment of albuminuria*. London, 1868, in-8.

appuient cette manière de voir. Nous avons depuis observé, pendant notre clinicat dans le service de M. le professeur Bouillaud, deux exemples d'albuminurie chez des goutteux dont l'autopsie a été pratiquée. Dans ces deux cas nous avons noté les concrétions uratiques linéaires et une néphrite albumineuse avec atrophie, état granulé et condensation du tissu rénal. Aussi peut-on regarder les reins des goutteux albuminuriques comme présentant le type anatomique de l'espèce que nous décrivons ici. Nous verrons de même que les symptômes de la néphrite goutteuse diffèrent par leur marche et par leur pronostic des autres formes d'albuminurie, et constituent bien une variété à part.

Cependant la marche de l'albuminurie des goutteux peut à un moment donné devenir très-rapide. Telle a été la marche de la maladie chez Brunetti, dont l'observation clinique a été publiée par M. Bucquoy et a figuré dans la discussion de la Société médicale des hôpitaux sur les rapports de la goutte avec l'intoxication saturnine (*Union médicale*, 23 juin 1868). Voici la relation de son autopsie :

Obs. I. — *Goutte articulaire chez un saturnin. — Albuminurie. — Concrétions uratiques du rein. — Néphrite albumineuse avec atrophie du rein. — Pleurésie double. — Péritonite. — Infarctus de la rate. — Hémorrhagie intestinale.*

Brunetti, âgé de trente-huit ans, peintre en bâtiments, couché au n° 25 de la salle Saint-Jean-de-Dieu (service de M. Bouillaud). — Autopsie faite le 12 juillet, vingt-quatre heures après la mort.

Poitrine. — Le péricarde ne contient que très-peu de sérosité. Le cœur est volumineux, il présente à la surface du péricarde des plaques laiteuses. Les valvules et les orifices sont normaux. Le tissu cardiaque paraît sain, cependant la paroi du ventricule droit est épaissie ; elle mesure 8 millimètres environ ; celle du ventricule gauche, 15 millimètres. L'aorte est normale, un peu d'imbibition seulement.

Les deux plèvres renferment de la sérosité, des fausses membranes fibineuses de formation récente, et d'autres de date plus ancienne, unissant le poumon à la paroi costale ; la plèvre pariétale est dense et épaissie, fibreuse ; il en est de même de la plèvre viscérale. — A la coupe, le poumon droit présente un état congestif des deux lobes, sans autre lésion ni tumeur ; au sommet du poumon gauche on voit une petite masse grisâtre, de la grosseur d'un haricot, de consistance molle ; et dans le tissu périphérique, on trouve de petits grains de même aspect — La trachée et le larynx sont normaux ; le cartilage cricoïde est ossifié.

Abdomen. — Il existe dans la cavité abdominale une sérosité de coloration rougeâtre, des flocons fibrineux et des fausses membranes à la surface des intestins ; le péritoine est injecté.

Le foie est couvert de fausses membranes réticulées, les unes anciennes, les autres nouvelles. Il est volumineux, son tissu paraît normal, sa périphérie offre une couleur grisâtre.

La rate est également volumineuse, elle a 15 centimètres environ de longueur, elle présente un infarctus assez considérable, qui, à la section, offre une coloration gris jaunâtre, et à sa périphérie une teinte rouge. L'artère splénique présente un caillot adhérent, décoloré à son centre.

Les capsules surrénales sont normales.

Le rein gauche est fort petit, sa capsule s'enlève facilement, on voit alors sa surface qui est parsemée de granulations blanchâtres et saillantes ; quelques-unes adhèrent à la capsule, de façon qu'on en enlève une partie en décortiquant le rein. A la coupe on voit que la substance corticale est atrophiée, et l'on y retrouve de petites granulations qui ont même couleur et mêmes dimensions que celles de la surface. Quant à la substance tubuleuse, on y remarque de nombreuses petites concrétions qui suivent les tubes droits et vont de même faire saillie à la surface des papilles terminales des cônes de Malpighi.

La graisse du hile du rein est conservée ; la muqueuse des calices et du bassinet a sa blancheur normale.

Le rein droit est de volume à peu près normal : cependant on constate une atrophie commençante de la substance corticale, des granulations blanchâtres et jaunâtres dans cette substance, et des concrétions uratiques dans la substance tubuleuse. La capsule de ce rein est en partie adhérente.

Vessie normale.

Prostate non volumineuse, scrotum œdématié, testicule sain. Estomac légèrement ardoisé.

La muqueuse de l'intestin grêle est rouge, congestionnée, sans ulcérations, mais à la fin de l'iléon, les follicules clos sont assez volumineux ; dans l'intérieur de l'intestin grêle existe un liquide rosé légèrement muqueux. Le gros intestin, au lieu de matières fécales contient un liquide noirâtre, sanguinolent ; sa surface est d'un rouge ardoisé.

Les ganglions mésentériques sont volumineux.

Ceux de la région inguino-scrotale le sont également, les veines iliaques sont libres, les membres inférieurs sont infiltrés.

L'articulation du genou droit présente un liquide muqueux, filant et trouble ; la séreuse articulaire est parsemée de points blancs ; on en trouve de semblables dans les franges synoviales, et à la surface du cartilage on voit un encroûtement calcaire et des dépôts blanchâtres épais.

La rotule gauche présente à sa face antérieure et en dehors d'elle des nodosités dures, qui siégent dans le tissu cellulaire sous-cutané.

La surface des cartilages articulaires est rugueuse, et l'on y voit les dépôts blancs, crayeux, assez épais nacrés à leur surface et caractéristiques de la goutte.

L'os du premier métatarsien est infiltré de concrétions uratiques.

Enfin, au niveau de la deuxième phalange du pouce, existait un abcès assez volumineux, qui pendant la vie avait donné issue à du pus et à des concrétions uratiques.

Crâne.—Les circonvolutions du cerveau sont aplaties contre la dure-mère ; le cerveau n'est pas congestionné.

L'examen microscopique du rein a montré les lésions de la néphrite albumineuse (état trouble et dégénérescence graisseuse).

Les dépôts blancs et nacrés du rein étaient constitués par de l'urate de soude cristallisé en dehors des tubes et amorphe dans leur intérieur. Le tissu conjonctif n'était pas notablement plus épais qu'à l'état normal.

Telles sont les différentes variétés anatomiques de la maladie de Bright. Elles peuvent être compliquées de phlébites ou de thromboses des veines rénales, comme dans les observations citées par Rayer (1), Cossy (2) et Delaruelle (3).

Les reins affectés de néphrite albumineuse ne suppurent jamais qu'à la suite de causes tout à fait accidentelles.

Souvent on trouve dans les calices et le bassin et une congestion veineuse et un épaississement de ces membranes sur lesquels Rayer a insisté à juste titre : il peut y avoir aussi des calculs uratiques ou phosphatiques de ces conduits.

La néphrite albumineuse du cheval a été observée par Markham (4) en Angleterre, par Verheyen (5) et Hofer (6) en Belgique, par Hertwig et Hering (7) en Allemagne, par M. Reynal (8) en France. Elle s'accompagne aussi d'œdème et

(1) Rayer, *Traité des maladies des reins*, t. II, p. 269, *Obs.* XXXIII, et t. III, p. 592.

(2) Cossy, *Gazette médicale*, 1846.

(3) Delaruelle, *Société anatomique*, 1846, t. XXI, p. 410.

(4) Markham, *The veterinarian*, 1842.

(5) Verheyen, *Deux cas d'albuminurie chez le cheval*. Bruxelles, 1843.

(6) Hofer, *Annales vétérinaires de Belgique*, 1854.

(7) Hertwig et Hering, *Pathologie et thérapeutique*. Stuttgard, 1849.

(8) Communication verbale à l'Académie de médecine, t. XX.

d'anasarque. Dernièrement, M. Oreste, professeur à l'école de Naples, a donné de cette affection une anatomie pathologique qui concorde parfaitement avec les lésions que nous venons de décrire chez l'homme. (*Archives générales de médecine*, Revue critique par M. Leblanc, mai 1868.)

CHAPITRE III

PATHOGÉNIE ET ÉTIOLOGIE DES NÉPHRITES.

Bien que certains agents cosmiques généraux, comme le froid, bien que l'augmentation de la pression sanguine, et certains poisons irritants du rein, comme la cantharide, puissent déterminer en même temps une néphrite interstitielle et albumineuse, cependant nous sommes forcé, pour étudier l'étiologie des néphrites, de la diviser en deux parties. Dans la première, nous étudierons les causes des néphrites interstitielles; dans la seconde, celles des néphrites albumineuses.

§ 1. Pathogénie et étiologie des néphrites interstitielles.

Les causes générales qui président au développement des néphrites interstitielles ont cela de commun qu'elles peuvent presque toutes être ramenées à un traumatisme. Que cette action traumatique porte directement sur le rein, comme dans les contusions et les plaies, ou qu'elle agisse sur le tissu conjonctif de l'organe par des corps étrangers emboliques apportés par la circulation, ou qu'elle s'exerce par voie de continuité lorsque les bassinets contiennent des calculs, elle n'en est pas moins toujours bien évidente.

ÉTIOLOGIE DE LA NÉPHRITE INTERSTITIELLE SIMPLE.

Le rein peut s'enflammer à la suite d'une contusion, d'une commotion de toute la région lombaire, d'une chute sur les reins, à la suite d'un coup d'épée ou de couteau (1).

(1) Bohn, Observation citée par Rayer, *Maladies des reins*, t. Ier, p. 347 — Rust, Observation citée par Rayer, t. Ier, p. 345.

La périnéphrite, la péritonite déterminent aussi quelquefois une inflammation consécutive du rein (Rayer, *loc. cit.*, t. I, p. 347).

Mais de toutes les causes d'irritation locale du rein, les plus communes sont celles qui résultent d'une inflammation ou de corps étrangers des voies d'excrétion de l'urine, calices, bassinets, uretères, vessie, urèthre. Aussi toutes les pyélites, quelle que soit leur origine, peuvent-elles à un moment donné déterminer une inflammation intense du rein qui aboutit à un abcès, ou une irritation plus lente qui détermine une induration avec atrophie de l'organe. Il est exceptionnel de trouver à l'autopsie une pyélite avec un rein tout à fait normal. Les cystites et les rétrécissements de l'urèthre agissent surtout en déterminant des pyélites; cependant il peut y avoir abcès du rein consécutif à une cystite sans qu'on puisse suivre la propagation de l'inflammation par voie de continuité. Rien n'est plus commun que les observations de néphrites déterminées par les calculs du bassinet et des calices.

Quelques auteurs ont prétendu que la blennorrhagie pouvait affecter non-seulement la vessie, mais le rein :

« On a l'habitude, dit Rollet, de citer à l'appui une autopsie de Morgagni (LXIIe lettre); — une phrase de Hunter qui regarde l'inflammation sympathique des uretères et du rein comme possible dans la blennorrhagie; — un passage aussi bref et aussi peu explicite de Bell; — une observation de Rayer et une autre de Vidal. Toutefois aucun de ces faits n'est probant. Il est certain que les reins peuvent être affectés à la suite de la blennorrhagie, notamment chez les malades qui ont un rétrécissement du canal compliqué de lésion profonde des organes urinaires; mais la néphrite, en tant que complication de l'inflammation blennorrhagique elle-même, est loin d'être encore une réalité clinique incontestable. En tout cas, d'après toutes les observations publiées, elle n'aurait rien de spécial, et sa description se confondrait avec celle de la néphrite commune). » (Rollet, *Traité des mal. vénér.*, p. 307.)

Telle est aussi l'opinion de M. A. Fournier, qui a eu l'obligeance de nous donner à ce sujet les renseignements suivants :

« Depuis treize ans, j'ai soigneusement recueilli l'observation de tous les malades affectés de blennorrhagie qui se sont présentés à moi, et je n'ai pas rencontré un seul fait de néphrite blennorrhagique.

» On rencontre souvent des douleurs rénales assez vives dans le cours de la blennorrhagie, mais elles tiennent à l'une des deux causes que voici : ou bien ce sont des douleurs *prodromiques* d'une épididymite ou d'une orchite; ou bien elles tiennent à l'action du copahu sur le rein. Ces dernières sont parfois très-vives, intolérables et nécessitent la suppression du traitement. Du reste, elles cessent aussitôt, dès qu'on interrompt l'administration du copahu. »

Les entozoaires qui, d'après Billharz, Griesinger, Harley(1), etc., causent l'hématurie endémique d'Égypte et du cap de Bonne-Espérance, agiraient d'une façon analogue.

Le strongle géant, qui se trouve quelquefois chez le chien, n'a pas été observé chez l'homme d'une façon certaine (2).

Les opérations chirurgicales qui se pratiquent sur l'urèthre et la vessie, la dilatation forcée par le procédé de Perrêve (Voillemier), l'uréthrotomie, la lithothritie, ne sont pas toujours innocentes au point de vue de l'étiologie des néphrites. Dans certaines autopsies on a noté une simple congestion du rein (3); dans d'autres existaient des abcès du rein (4). Lorsque les malades sont atteints d'une affection chronique grave de l'urèthre ou de la vessie, ils sont prédisposés à une complication de pyélo-néphrite, dont un simple cathétérisme peut être la cause déterminante; tel est le cas d'un jeune officier cité par

(1) Harley (*Medico-chir. Transactions* et *Arch. génér. de méd.*, mai 1865) a observé un ver nématoïde, au cap de Bonne-Espérance, analogue à celui que Billharz a décrit en Égypte et auquel il a donné son nom (*Billharzia*). Il se trouve dans les petites veines de la muqueuse des voies urinaires.

(2) Davaine, *Traité des entozoaires*, p. 268.

(3) Observation citée par M. Voillemier (*Maladies de l'urèthre*, t. I), d'un malade mort en quelques heures après des frissons, de la somnolence et du coma.

(4) *Observ.* LI, de Rayer, t. Ier, p. 463. Le malade mourut à la suite de l'opération de la lithotritie avec une péritonite, une pyélite et un abcès du rein.

Arnold (Rosenstein), qui mourut d'abcès du rein à la suite d'un cathétérisme pratiqué pour un rétrécissement de l'urèthre.

Les opérations chirurgicales pratiquées sur les enfants, la lithotritie, l'opération de la taille, n'ont jamais de retentissement inflammatoire sur le rein.

La rétention de l'urine dans la vessie amenant à sa suite l'accumulation de ce liquide dans le bassinet, son séjour et sa décomposition ammoniacale constituent pour le rein une cause d'irritation suivie souvent de néphrite. Les rétrécissements de l'urèthre, toutes les tumeurs de la vessie, des ovaires, de l'utérus (1), de la prostate et du petit bassin, les affections de la moelle épinière (2) avec paralysie de la vessie, les maladies qui condamnent à l'immobilité, comme le rhumatisme chronique, peuvent donc être incriminés sous ce rapport.

(1) Dans le relevé des autopsies de cancers de l'utérus que j'ai faites à la Salpêtrière, en 1863, j'ai rencontré quatre cas de pyélite accompagnée d'abcès du rein (*Tumeurs du col de l'utérus*, p. 60).

(2) Si les affections de la moelle épinière peuvent amener des néphrites, inversement les affections des organes urinaires peuvent amener des paraplégies par action réflexe. Ce fait a été avancé par Stanley, Rayer, par M. Raoul Leroy d'Étiolles (*Des paralysies des membres inférieurs*, 1856, 1re partie), qui ont produit des observations d'affections inflammatoires du rein précédant et amenant une paraplégie dans laquelle la moelle était saine.

M. Brown-Sequard (*Des paraplégies réflexes*) a mis en relief leur origine périphérique et l'influence de l'action réflexe, partie du rein, sur les vaisseaux de la moelle. Sans vouloir mettre en doute cette action réflexe, nous ne pouvons cependant passer sous silence les objections qui sont faites aux résultats avancés par MM. Raoul Leroy d'Étiolles et Brown-Sequard. En Allemagne, Hasse, Valentiner, Romberg et Rosenstein font remarquer que les examens de la moelle dans les paraplégies réflexes ont été faits à l'œil nu seulement, à une époque où l'on ne connaissait bien ni les lésions microscopiques de l'ataxie locomotrice, ni les lésions secondaires de la moelle décrites par Türck. Nous croyons nous-même que les faits rapportés sont peu concluants en ce qui touche l'état anatomique de la moelle, et que de nouvelles observations où l'on tiendrait un compte exact des récentes acquisitions de l'anatomie pathologique de la moelle, sont nécessaires pour élucider complétement la question des paraplégies réflexes. Il est bien entendu que dans cette discussion, le fait clinique de l'existence de paraplégies consécutives aux maladies du rein n'est pas mis en doute.

L'action des nerfs vaso-moteurs du rein peut-elle être mise en cause dans la production des néphrites simples? Ces nerfs jouent certainement un rôle dans la congestion du rein, mais on ne peut les regarder comme agents producteurs de néphrites suppurées. Leur section amène, comme nous l'avons dit (p. 9), une destruction du rein sur la nature de laquelle on est loin d'être fixé.

Il est douteux que l'action du froid, de certains diurétiques, entre autres du nitrate de potasse (1), puissent causer une véritable néphrite avec tendance à la suppuration. Les observations citées par Rayer ne sont pas concluantes sur ce point. On obtient ainsi une pression sanguine plus considérable, une congestion simple qui peut s'accompagner du passage d'un peu de sang dans l'urine. L'action des cantharides, qui a été aussi invoquée, détermine de préférence une néphrite albumineuse passagère avec pyélite catarrhale, ainsi que nous le verrons bientôt.

L'âge adulte et la vieillesse sont prédisposés surtout aux néphrites en raison de la fréquence plus grande des affections de la vessie et des calculs; mais l'enfance (2) et même les fœtus peuvent en être atteints, ainsi que cela résulte d'un certain nombre de faits relatés par Rayer (3). Les hommes paraissent plus prédisposés que les femmes à la néphrite, bien que la grossesse soit par elle-même une cause prédisposante.

Les anomalies des reins constituent aussi par elles-mêmes, dans certains cas, une prédisposition aux néphrites, et Rayer a réuni un certain nombre d'observations de ce genre (p. 395 et suiv.).

(1) Huzard a déterminé sur le cheval des abcès du rein par le nitrate de potasse (*Journal de médecine, de chirurgie et de pharmacie*, janvier 1788); mais il a expérimenté sur un cheval morveux, c'est-à-dire dans une condition où la suppuration s'établit plus facilement qu'à l'état physiologique.

(2) Chez les enfants nouveau-nés les reins sont, comme on sait, le lieu de passage et d'élimination d'une grande quantité d'urates; l'urine des fœtus contient toujours un peu d'albumine (Virchow, *Gesammelte Abhandlungen*, 2e édit., p. 831).

(3) Rayer, t. Ier, p. 413 et suiv.

II. — Étiologie de la néphrite métastatique.

Les causes de la néphrite métastatique sont celles si nombreuses et si variées qui produisent l'infection purulente, ou la diathèse purulente. Aussi en trouvons-nous des exemples dans les phlébites, dans les accidents consécutifs aux grandes opérations, dans l'anthrax (1), dans la gangrène, et en particulier dans la gangrène de la bouche, dans la fièvre puerpérale, la morve.

Dans la fièvre typhoïde, les foyers purulents miliaires ne sont pas très-rares. Rayer en cite sept observations, et j'en ai moi-même observé plusieurs cas.

Ce processus est plus rare dans la variole (2); j'en ai publié un cas relatif à des accidents consécutifs à la scarlatine (3).

La néphrite est dans tous ces cas consécutive, et ses symptômes propres sont masquées par les phénomènes graves d'une pyémie. Dans le fait suivant que nous devons à l'obligeance de M. Charcot, on ne saurait dire quelle est l'affection primitive, ou de la parotidite, ou de la néphrite, que présentait la malade.

Obs. II. — *Parotidite suppurée. — Abcès métastatique du rein.*

N., âgée de soixante-dix-neuf ans, couchée au n° 4, salle Saint-Jacques (Salpêtrière, service de M. Cazalis), entre à l'infirmerie le 14 mai 1852.

Cette femme est dans un état de stupeur très-manifeste; elle ne répond pas aux questions qu'on lui adresse, elle se plaint vaguement de l'abdomen, et beaucoup de la tête; elle y porte souvent la main.

Les jours suivants la somnolence augmente, ainsi que le subdélirium.

Enfin, au bout de trois jours, on voit la région parotidienne se gonfler et devenir des plus douloureuses; en même temps la déglutition est très-difficile.

(1) Fischer a produit expérimentalement chez le chien des néphrites hémorrhagiques parenchymateuses et intertubulaires, en injectant du sérum de pus putride dans le sang. Il est arrivé au même résultat en injectant un acide gras, l'acide butyrique, mais dans ce cas il n'y avait pas de fièvre, ni d'élévation de la température comme dans l'injection du sérum de pus putride (*Centralblatt*, 1868, n° 56, p. 890).

(2) M. Gendrin en donne une observation (*Histoire anatom. des infl.*, t. II, p. 256).

(3) *Société anatomique*, 1864.

Le 20 mai : pouls fréquent, irrégulier, mou, soubresauts des tendons, paroles inintelligibles, selles naturelles, pas de pus dans les urines.

Mort dans la nuit.

Autopsie. — Le tissu cellulo-graisseux qui entoure la parotide est rouge, friable, imprégné de sang et de pus.

La glande elle-même présente une coloration d'un rouge foncé, et des granulations de volume variable, les unes violacées, les autres d'un jaune verdâtre ; le canal de Sténon est très-développé et renferme dans toute son étendue une couche de pus manifeste.

La glande parotide de l'autre côté n'a pas été examinée ; les autres glandes salivaires ainsi que les amygdales sont saines.

Le cerveau offre seulement quelques ecchymoses sous-arachnoïdiennes.

Le cœur et les poumons sont normaux.

La rate, le foie, les intestins ne présentent aucune lésion.

Le rein gauche est doublé de volume, il est de couleur lie de vin, mou et très-friable. A la coupe, on reconnaît que la substance corticale est augmentée de volume et infiltrée de pus par places. Les pyramides paraissent peu altérées, elles sont seulement gorgées de sang noir. Les bassinets sont congestionnés ainsi que les uretères. Les veines émulgentes sont remplies par un caillot qui se continue dans les principales ramifications de ces veines.

Le rein droit présente à peu près les mêmes lésions, mais beaucoup moins avancées ; les veines ne contiennent pas de caillots.

Dans la veine cave, on trouve un caillot peu organisé et entouré de sang noir et fluide.

La vessie est remplie d'une urine trouble, ses parois sont tapissées par une couche glaireuse, sa muqueuse est d'un rouge vineux.

L'utérus lui-même présente cette coloration lie de vin.

Dans tous les cas où des fragments emboliques, de quelque origine qu'ils viennent, peuvent être lancés dans la grande circulation, ils peuvent s'arrêter dans le rein et produire des abcès si le malade est placé dans les conditions prédisposantes à la suppuration, ou seulement des infarctus simples. Ces derniers sont plus fréquents que les abcès dans les endocardites rhumatismales et dans les athéromes artériels.

Cependant, dans l'athérome des artères, les embolies peuvent être le point de départ des abcès rénaux. C'est ce qui est arrivé dans l'observation suivante, recueillie par M. Charcot, et remarquable autant par l'origine des fragments emboliques provenant de l'ouverture d'un foyer athéromateux de l'aorte, que par la localisation des abcès dans le rein seulement.

Obs. III. — *Aortite ulcéreuse.* — *Abcès du rein* — *Symptômes typhoïdes.*

Calard, Anne-Charlotte, âgée de soixante-seize ans, fille de service, couchée au n° 14, salle Saint-Alexandre (Salpêtrière, service de M. Charcot).

Depuis l'époque de son entrée à l'infirmerie (12 mai 1866), cette malade présente un état de langueur générale, sans qu'on puisse en préciser la cause, lorsque dans la journée du 6 juin 1866, elle est prise de vomissements et d'une grande agitation qui dure toute la nuit. Le lendemain matin elle éprouve un violent frisson qui se continue encore au moment de la visite.

La face est livide, les extrémités sont froides, tandis que la peau du tronc est sèche et brûlante (température du rectum 40° 3/5). Rien à l'auscultation. Les urines sont peu colorées, et ne présentent pas d'albumine. La malade a l'air hébété, mais elle n'est pas prostrée, car elle peut se lever et marcher.

9 *juin.* Carphologie très-prononcée. La tête est portée à droite, et si l'on essaye de la tourner du côté opposé on éprouve une certaine roideur ; elle porte sans cesse la main à la tête. Les pommettes sont rouges, la langue sèche. Elle ne répond pas aux questions qu'on lui pose, bien qu'elle n'ait aucun embarras de la parole. La poitrine est sonore partout ; râles sous-crépitants des deux côtés, mais pas de souffle ; sous les aisselles la respiration est pure ; 32 inspirations à la minute. Peau fraîche, pouls à 104 pulsations. Température du rectum à 39° 2/5. Les urines sont louches et de couleur jaune d'or ; traitées par la chaleur, elles donnent un dépôt qui se redissout par l'acide nitrique.

Le soir, vomissements, frisson durant une heure et mort.

Autopsie le 11 juin.

Poitrine. — Poumons sains, cœur volumineux, flasque ; les parois du ventricule gauche sont minces, pâles, friables ; pas de caillots intra-ventriculaires. Les valvules aortiques et auriculo-ventriculaires sont saines. L'aorte est dilatée à son origine, elle présente plusieurs abcès athéromateux : les uns sont recouverts de fibrine lisse et molle, les autres sont ulcérés et renferment de la fibrine mélangée à de la cholestérine. Au sommet de la crosse de l'aorte existe un petit anévrysme du volume d'une noisette, rempli de fibrine mêlée à la matière athéromateuse, et sur les bords de l'ulcération on voit des végétations fibrineuses. Dans l'aorte descendante existent deux ou trois abcès athéromateux de même nature. Les artères humérales et radiales ne sont pas ossifiées, les fémorales sont indurées, les poplitées ne le sont pas.

Crâne. — Les artères de la base du crâne présentent une sclérose au premier degré, sans ulcération ; une des branches de l'artère sylvienne renferme un petit thrombus décoloré et de date ancienne. Le cerveau n'offre pas de lésions.

Abdomen. — Foie normal, pas de calculs de la vésicule, rate volumineuse, molle, sans infarctus. Les intestins ne sont pas ulcérés. Les reins sont remplis de petits abcès ; ils sont au nombre de 30 à 40 environ, et siégent pour la plupart dans la substance corticale ; quelques-unes font saillie du côté de la surface du rein, ce qui lui donne un aspect mamelonné ; ils ont en moyenne le volume d'une tête d'épingle ; quand on les pique, il sort un pus verdâtre et muqueux. Autour d'eux est un tissu violacé semblable à celui qu'on rencontre dans les infarctus proprement dits. Quant aux autres parties du rein, elles paraissent normales. Les artères rénales ne sont pas athéromateuses. Les bassinets sont injectés. La vessie est saine, on ne trouve pas d'abcès métastatiques dans d'autres organes.

Sang. — Le sang est fluide ; examiné au microscope, on a trouvé dans celui des artères humérales et fémorales un certain nombre de corps granuleux et des gouttelettes d'huile ; dans l'artère radiale se montrent beaucoup de ces gouttelettes, mais pas de corps granuleux ; dans l'artère sylvienne des corps granuleux existent en grand nombre.

En somme nous avons ici un cas d'aortite athéromateuse ulcéreuse, avec symptômes typhoïdes, déterminés par la présence de corps granuleux dans le sang, et n'ayant causé d'abcès métastatiques que dans un seul organe, le rein.

III. — ÉTIOLOGIE DE LA NÉPHRITE INTERSTITIELLE CHRONIQUE.

Les causes de la néphrite interstitielle chronique sont d'abord, d'une façon générale, toutes celles que nous venons d'énumérer, car, lorsqu'une néphrite simple guérit, elle laisse souvent après elle un état particulier du rein qui aboutit à la néphrite interstitielle chronique. De plus, les mêmes causes agissant lentement déterminent toujours un degré plus ou moins avancé de néphrite chronique. Par exemple, toutes les maladies chroniques des voies d'excrétion de l'urine et, en particulier, les calculs et les rétentions d'urine, sont dans ce cas.

Mais d'autres causes viennent agir d'une façon spéciale pour la produire ; ce sont les maladies du cœur et des artères.

On l'observe presque constamment dans les cas où la pression du sang dans la veine rénale est plus grande qu'à l'état normal, et lorsque cette pression reste constamment la même pendant longtemps, ce qui a lieu dans les maladies organiques du cœur et de la valvule mitrale en particulier. Dans ces cas, il se joint souvent à la néphrite interstitielle un degré plus ou moins avancé de néphrite parenchymateuse avec passage d'albumine dans l'urine.

Les artérites chroniques et les athéromes séniles ont aussi pour conséquence de se propager aux artères rénales et dans tout le parenchyme de l'organe en déterminant une atrophie de la partie glanduleuse et une hypertrophie du stroma, ainsi que nous l'avons vu.

L'âge avancé est donc une cause essentielle de cette espèce de néphrite chronique.

§ 2. — **Pathogénie et étiologie des néphrites albumineuses.**

Les causes de néphrites albumineuses ont ceci de commun qu'elles déterminent l'albuminurie. Nous ne pouvons avoir une idée claire sur leur mode d'action que par la connaissance des conditions pathogéniques de l'albuminurie. Aussi regardons-nous comme indispensable à la compréhension de l'étiologie des néphrites albumineuses, l'exposé sommaire des albuminuries produites expérimentalement chez les animaux; nous le ferons aussi brièvement que possible, en mettant surtout en relief celles qui déterminent des néphrites, et en plaçant en regard les agents analogues des néphrites albumineuses chez l'homme.

PATHOGÉNIE (1) DES NÉPHRITES ALBUMINEUSES.

Comme nous le disions dès les premières pages de cette thèse, pour que l'urine soit sécrétée normalement par le rein,

(1) Ne prouvant traiter ici la pathogénie de l'albuminurie d'une façon complète, nous renvoyons le lecteur désireux de plus de détails aux excellents travaux de Lorain (*Thèse d'agrégation*, 1860, et Valleix, 5e édition, revue par Lorain), de Jaccoud, (*Nouveau Dictionnaire*, t. I, article ALBUMINURIE), et de Gubler (*Dictionnaire encyclop.*, t. II, article ALBUMINURIE).

il faut que le sang soit normal ainsi que le filtre rénal, que la pression sanguine et l'innervation s'effectuent dans leurs conditions physiologiques. C'est dans les variations de ces conditions que nous devons trouver les causes d'albuminurie.

A. *Albuminurie par altération du sang.* — L'expérience capitale de Claude Bernard, qui produit une albuminurie temporaire par l'injection, dans le système veineux, d'albumine liquide; le même résultat obtenu par l'alimentation albumineuse (Cl. Bernard, Barreswill, Brown-Sequard, Tessier, Hammond), établissent bien nettement l'influence de l'albumine en excès dans le sang comme cause d'albuminurie. Les expériences très-précises de Parkes et de Gubler nous ont appris, d'autre part, que la quantité d'albumine rendue par les malades albuminuriques est en proportion directe de la quantité d'albumine qu'ils ingèrent à chaque repas. Ainsi s'expliquent peut-être certaines albuminuries produites par l'alimentation azotée exclusive chez quelques diabétiques (Dupuytren et Thenard, Rayer), les albuminuries rapportées par Bouillaud et coïncidant avec la résorption rapide d'épanchements pleurétiques, et celles qui surviennent dans la convalescence de certaines maladies aiguës (Gubler) (1).

L'injection d'eau produit aussi une albuminurie, soit en augmentant brusquement la pression du sang dans le rein, accompagnée de ruptures vasculaires et de l'hématurie (Mosler et Kierulf), soit en agissant lentement (expériences d'Hermann) et dissolvant les globules : elle modifierait ainsi la constitution de l'albumine (Jaccoud) et déterminerait une disproportion entre les quantités relatives d'eau, d'albumine et de globules contenus dans le sang.

L'ensemble de ces faits comparés aux cas pathologiques analogues fait dire à Gubler que « l'albuminurie reconnaît pour cause déterminante, habituelle, l'excès de l'albumine du sang relativement aux globules et relativement aux dépenses de l'économie en matières protéiques » ; d'où les noms de *diabète leucomatique* (Paulinier) et *leucomurie* ou *diabète leucomurique*

(1) Gubler, *De la paralysie amyotrophique* (*Société de biologie*, 1861); et article ALBUMINURIE du *Dictionnaire encyclopédique*, t. II.

(Gubler). M. Gubler admet, du reste, que le rein subit toujours alors des changements anatomiques.

Les modifications, soit de quantité, soit de qualité des divers éléments du sang qu'on peut faire intervenir pour expliquer l'albuminurie dans les fièvres, sont encore bien mal connues. Les expériences précédentes, par lesquelles on produit de l'albuminurie par l'alimentation albumineuse, ne donnent pas de véritables néphrites avec lésions du rein suivant Cl. Bernard (1); aussi sont-elles, à notre point de vue, moins intéressantes que les suivantes, où l'on détermine de véritables néphrites.

B. *Néphrites albumineuses par augmentation de la pression du sang*. — On peut augmenter artificiellement la pression du sang dans la circulation rénale en liant la veine rénale (Robinson), en liant les artères des membres, en injectant une certaine quantité d'eau dans le sang (Mosler, Kierulf et Goll), en oblitérant une partie des artères du rein (Hermann, Panum).

Dans tous ces cas, on produit une congestion rénale générale ou partielle qui s'accompagne d'un peu de sang et d'albumine dans l'urine, et habituellement de lésions des cellules des tubuli.

En pathologie, nous trouvons au premier rang, comme causes de néphrites albumineuses de cet ordre, les maladies du cœur, dont l'action complexe sur le rein détermine à la fois des congestions, des lésions du tissu cellulaire et des épithéliums. Les maladies du poumon et l'asphyxie peuvent agir de la même manière, ce qui, du reste, est assez rare, en produisant une stase du sang veineux dans le rein. Le développement de l'utérus dans la grossesse entre probablement aussi pour une part dans le développement de l'albuminurie pendant cet état physiologique. Dans l'appréciation toutefois de l'albuminurie liée à la grossesse, il faut tenir compte, avant tout, des modifications chimiques du sang.

Toutes les lésions locales des reins, et en particulier les in-

(1) L'appréciation des lésions du rein dans ces cas demanderait, je crois, à être contrôlée de nouveau en tenant compte des données que l'histologie fournit maintenant à l'anatomie pathologique.

farctus et toutes les causes de néphrites simples, pourront donc, accidentellement, et par le mécanisme de la congestion, donner lieu au passage d'un peu d'albumine dans des urines plus ou moins chargées en même temps de globules sanguins.

Les maladies générales fébriles (fièvre typhoïde, exanthématiques, etc.) qui s'accompagnent de congestions dans différents organes, peuvent porter aussi leur action sur les reins ; mais là, les causes d'action sur le rein sont loin d'être simples, car le sang est certainement altéré dans ces cas, et tous les phénomènes de nutrition sont profondément troublés.

Somme toute, les albuminuries expérimentales déterminées par la pression exagérée du sang sont passagères et dues le plus souvent au passage du sang en nature avec ses globules à la suite de ruptures des capillaires. La congestion rénale n'est pas suffisante à elle seule pour produire une albuminurie persistante.

C. *Néphrites albumineuses par injection de substances irritantes et toxiques.* — Les diverses substances irritantes injectées dans le sang, et dont l'action vient s'exercer sur le parenchyme rénal, nous donnent le processus complet de la maladie de Bright.

Les substances diurétiques simples, les boissons prises en grande quantité, celles contenant de l'acide carbonique, les bicarbonates, etc. ; n'agissent vraisemblablement qu'en augmentant la pression du sang, et elles rentrent dans les causes précédemment indiquées.

Tout autre est l'action des cantharides et du plomb, car ces agents modifient avant tout les cellules épithéliales des tubuli. Depuis les premiers travaux sur la néphrite cantharidienne dus à notre cher maître M. Bouillaud, il est parfaitement certain que l'action du vésicatoire produit une néphrite albumineuse catarrhale ou passagère. La cantharidine neutralisée dans le sang par l'albumine ou par les bases, ne produit son action qu'au moment où elle devient libre dans le rein au milieu de l'urine qui est acide (Gubler, Martin-Damourette). Les examens histologiques des reins modifiés par la cantharide peuvent se faire dans certaines conditions avec la même rigueur que chez des animaux empoisonnés, et par ce moyen, j'ai pu bien souvent m'assurer que les cellules des tubes urinifères ont subi la tuméfaction trouble et un certain degré de dégénérescence granulo-graisseuse. Les cylindres trouvés dans ces cas dans l'urine en font foi pendant la vie.

Le plomb agit de même (Ollivier, *loc. cit.*) chez les animaux et chez l'homme.

L'ammoniaque (Potain) (1), l'acide sulfurique (Leyden et Munck) (2), le chloroforme (Ranke) (3), l'acide nitrique (Lehmann) (4), ont une action analogue en produisant une néphrite albumineuse passagère.

Mais l'intoxication saturnine lente détermine chez l'homme une albuminurie chronique, et les vésicatoires ont pu, dans des observations très-rares à la vérité, être regardés comme cause d'albuminurie persistante.

D'autres poisons : le phosphore (Koch, Lewin (5), etc.), l'arsenic (Vogel, Christison, Quaglio, Lolliot (6), Tardieu), l'antimoine, le mercure (7), l'alcool (Bright, Christison), ont

(1) Potain, *Société médicale des hôpitaux*, et *Union médicale*, t. XIII, 1862.

(2) Leyden et Munck, *Wirchow's Archiv*, t. XXII, p. 237, 1861.

(3) Cité par Lehmann (*Schmidt's Jarhb.*, 1868, t. 139).

(4) Lehmann, analysé dans *Schmidt's Jarbuch.*, 1868, p. 301, t. CXXXIX.

(5) Voyez pour l'historique et les lésions de l'empoisonnement par le phosphore, le travail de MM. Fritz, Ranvier et Verliac (*Archives générales de médecine*, 1863, t. II) et la revue générale des travaux faits sur cet empoisonnement, par Otto Schraube, dans le *Schmidt's Jarbuch.*, t. CXXXVI, p. 209, 1867. Voyez aussi le mémoire de Lebert et O. Wyss (*Archives générales de médecine*, 1868).

(6) On lira avec un grand intérêt les expériences et observations touchant l'action de l'arsenic sur le rein, consignées dans la thèse de Lolliot. Paris, 1868.

(7) Tardieu, *Des empoisonnements*. Paris, 1867. L'action stéatogène du mercure sur le rein me semble aujourd'hui bien démontrée : Le professeur A. Tardieu insiste spécialement, dans son ouvrage si intéressant sur les empoisonnements, sur ces deux caractères de l'empoisonnement mercuriel aigu, l'anurie et la stéatose du rein. J'ai cité un cas bien accusé d'intoxication mercurielle chronique avec lésion du rein et du foie (*Journal de l'anatomie*, mars et avril 1868, p. 214). Lolliot a rapporté un exemple d'intoxication aiguë dans lequel l'albumine s'est montrée dans l'urine en même temps que

une action plus profonde sur le rein, et telle qu'ils déterminent une tuméfaction trouble avec dégénérescence graisseuse de l'épithélium des tubuli (1).

D'une façon générale, ils sont irritants du rein au début de leur action, et si l'intoxication est peu intense. Dans ce cas, ils s'accompagnent d'albuminurie. Profondément destructeurs du parenchyme de la glande quand ils sont administrés à de plus hautes doses, ils sont alors surtout *stéatogènes* et détruisent par une métamorphose graisseuse toutes les cellules épithéliales des tubuli.

Comment agissent ces poisons stéatogènes qui n'attaquent pas seulement le rein, mais aussi le foie, les muscles et d'autres organes? Nous avons indiqué déjà quelques-unes des diverses opinions émises relativement à l'action du phosphore (voy. p. 42, note 1). S'ils déterminent au début une irritation du rein avec production d'albumine, il nous paraît aussi bien probable qu'ils entravent la nutrition des éléments cellulaires lorsqu'ils ont été employés à une plus forte dose, soit qu'ils détruisent les globules (Munck et Leyden), soit qu'en vertu d'une action qui nous est inconnue, les globules deviennent incapables d'entretenir les oxydations, ou que les éléments eux-mêmes soient atteints primitivement. Quoi qu'il en soit, c'est par la voie expérimentale, qui permet d'isoler et d'analyser les phénomènes, qu'on parviendra, nous n'en doutons pas, à

les lésions rénales étaient très-manifestes. Un fait curieux relatif à l'empoisonnement par le mercure compliqué d'albuminurie, c'est que son élimination plus rapide sous l'influence du traitement par l'iodure de potassium n'augmente pas la quantité d'albumine et même peut la faire cesser absolument (Overbeck).

(1) L'influence des alcools comme diurétiques, dans les excès passagers, comme agents producteurs de néphrite albumineuse dans l'alcoolisme chronique, est indéniable : elle varie avec les habitudes des habitants des divers pays. Christison lui rapporte les trois quarts ou les quatre cinquièmes des cas de maladie de Bright. Becquerel a trouvé 9 cas sur 69; Malmsten, à Stockholm, 19 cas sur 69; Frerichs, dans l'Allemagne du Nord, 16 sur 42. Nous avons été surpris de voir Dickinson (*loc. cit.*, 1868) chercher à atténuer l'influence de l'alcoolisme sur la production de la maladie de Bright, et cela précisément en Angleterre.

éclairer complétement ces questions encore obscures. Les nombreux progrès que l'expérimentation a réalisés depuis peu en ce qui les concerne, nous sont un sûr garant de l'avenir.

Les dégénérescences graisseuses du rein méritent-elles le nom de néphrites? Évidemment non, au point de vue du résultat, mais oui suivant un grand nombre d'auteurs qui se placent au point de vue de la succession des phénomènes, et qui croient à la nature irritative du début du processus (Virchow, voy. p. 42, note 1).

D'un autre côté, il est impossible de nier l'analogie de la lésion rénale due au phosphore et accompagnée d'albumine, avec la néphrite albumineuse simple; aussi faisons-nous provisoirement, comme nous l'avons déjà dit (p. 42) de la dégénérescence graisseuse complète sans albuminurie, une forme distincte de la néphrite albumineuse due au phosphore.

Un agent toxique, l'argent, dont on connaissait depuis longtemps les dépôts dans le rein (1), autour des glomérules en particulier, peut aussi donner lieu à une dégénérescence granulo-graisseuse de l'épithélium des tubuli. H. Liouville (2) a publié récemment un cas où cette lésion s'était accompagnée d'albuminurie pendant la vie : c'est là une véritable albuminurie argentine.

Outre les lésions de néphrite catarrhale et de néphrite albumineuse avec dégénérescence graisseuse dues à ces diverses substances toxiques, nous pouvons encore voir se produire des néphrites avec granulations de Bright sous l'influence de l'alcoolisme, dont nous suivons malheureusement trop souvent toutes les phases sur l'espèce humaine. Disons néanmoins que l'alcool donne habituellement lieu à une néphrite albumineuse avec dégénérescence graisseuse simple (3).

Dans cette étude des causes toxiques de l'albuminurie, nous avons mis au premier plan ce qui nous semble le mieux démontré et le plus directement applicable aux néphrites :

(1) Voy. l'article ARGENT du *Dictionnaire encyclopédique*, article rédigé par Charcot et Ball.

(2) Liouville, *Gazette médicale de Paris*, n° 39, 1868.

(3) Lancereaux, article ALCOOLISME du *Dictionnaire encyclopédique*, t. II.

l'action irritative sur le rein causée par l'élimination de l'agent toxique. Nous sommes toutefois loin de nier l'importance des modifications moléculaires de l'albumine sous l'influence de ces divers agents; les composés notamment qu'elle forme avec les sels de plomb, et les différences qui en résultent dans sa filtrabilité à travers les membranes du rein doivent aussi entrer en ligne de compte. M. Jaccoud (1) a défendu avec talent la doctrine chimique et humorale de l'albuminurie.

D. *Influence du système nerveux sur la production des néphrites albumineuses.* — De toutes les expériences faites autrefois sur l'innervation du rein au point de vue de l'albuminurie, et après les plus récentes de Wittich, Hermann et Ludwig, il n'en reste qu'une qui soit applicable à notre sujet, c'est celle de Cl. Bernard. La piqûre du quatrième ventricule produit l'albuminurie, par l'intermédiaire des nerfs vaso-moteurs et des vaisseaux du rein, ce qui rentre dans le mécanisme indiqué sous la rubrique B. Notons que des irritations nées de la périphérie du corps, par exemple l'action du froid, pourront, par action réflexe, retentir sur la circulation rénale. Gubler (2) a publié un cas de coïncidence d'une lésion de la protubérance avec l'albuminurie; mais nous ne connaissons pas de fait pathologique qui établisse que l'albuminurie peut survenir uniquement par une altération du système nerveux sans aucune lésion rénale.

E. *Combinaison de plusieurs des causes précédentes.* — Nous trouvons là en premier lieu le *froid*, comme la cause peut-être la plus commune des néphrites albumineuses et surtout des formes graves et rapides. Il est probable qu'il agit d'une façon complexe : par irritation réflexe en activant la circulation du rein; par irritation directe de la peau en resserrant ses vaisseaux et en supprimant momentanément sa fonction.

L'expérimentation isole cette dernière condition du phénomène. Qu'on recouvre le corps d'un animal par un enduit

(1) *Thèse*, 1860, et article ALBUMINURIE du *Nouveau Dictionnaire de médecine et de chirurgie*, t. Ier.

(2) Gubler, *Mémoire sur l'hémiplégie alterne* (*Gazette hebdom.*, 1856).

imperméable, comme l'ont fait Foucault, Balbiani, Valentin, de l'albumine passe dans les urines, et les animaux meurent rapidement avec une congestion rénale. Quelle est la cause de la mort dans ces cas? Est-ce une intoxication par les principes nombreux que la peau doit éliminer? Est-ce une action nerveuse? Nous ne le savons pas d'une façon positive, mais le fait en lui-même nous fait comprendre toute l'importance du froid comme cause d'albuminurie.

Qu'une brûlure superficielle intéresse la peau d'un animal sur une large surface, comme l'a montré dernièrement Wertheim (1), on obtient également toujours de l'albumine avec lésion des cellules et des canalicules du rein.

Nous savons du reste que les brûlures de l'homme, dans ces conditions, ont parfois les mêmes conséquences, et j'ai examiné plusieurs reins de malades victimes de brûlures étendues où existaient les lésions de la néphrite albumineuse au début.

Nous pouvons maintenant comprendre mieux l'action plus complexe du froid ou du froid humide. Des expériences faites par Johnson sur les animaux soumis au froid et à l'humidité et rendus albuminuriques, l'ont démontrée sans réplique, notamment dans les cas où l'action de cette cause est prolongée. L'analyse des causes des néphrites albumineuses de l'homme suffit pour l'établir avec toute rigueur et pour démontrer en même temps sa fréquence et son énergie.

Enfin il existe toute une série de causes d'albuminurie qui agissent par des congestions rénales et en même temps par une modification du sang, ce sont les fièvres (fièvre typhoïde, variole, maladies infectieuses, etc.), dont le mode d'action est encore bien obscur et bien discuté.

Agissent-elles par une intoxication du sang due à la présence d'agents infectieux, à la rétention de produits incomplets de combustion (Billroth)? Sont-elles dues simplement à l'augmentation de température du sang, comme le veut Liebermeister?

Sont-elles produites par une diminution de la nutrition des éléments du rein consécutive à l'appauvrissement des globules,

(1) Wertheim, *Wien. med. Wchenschro.*, 1867, t. XXIII, p. 144.

(Munck et Leyden)? Sont-elles causées par une irritation du rein due à une élimination active et au passage de matières extractives incomplétement oxydées ? Ce sont là autant de questions insolubles dans l'état actuel de la science.

CAUSES SPÉCIALES A CHAQUE GENRE DE NÉPHRITES ALBUMINEUSES.

Néphrite albumineuse passagère ou catarrhale. — Les causes de la néphrite catarrhale sont très-nombreuses et variées. Elle se montre en premier lieu dans tous les empoisonnements dont nous avons parlé plus haut, toutes les fois que l'agent toxique est passager, qu'il est peu actif par lui-même, ou qu'il est donné à une dose insuffisante pour causer une dégénérescence complète du rein. Ainsi on l'observe après l'application d'un vésicatoire, dans certaines intoxications saturnines aiguës, à la suite de l'ingestion de térébenthine, de faibles quantités d'acide sulfurique, d'ammoniaque, d'acide nitrique, d'arsenic.

En second lieu, dans le cours des pyrexies, telles que la pneumonie et le rhumatisme. Les pneumonies (1) lui donnent assez fréquemment naissance (Rayer, Traube), mais il faut tenir compte ici, pour établir cette cause avec certitude, du traitement, et ne pas attribuer à la pneumonie ce qui tient à l'application de vésicatoires. L'albuminurie peut se montrer comme une localisation passagère du rhumatisme (Bouillaud). On l'a notée aussi dans le tétanos, dans la péritonite aiguë, dans la phthisie aiguë, dans les affections aiguës du cœur et du péricarde, etc.

Les maladies fébriles infectieuses sont celles où l'on rencontre le plus souvent cette complication.

Dans la scarlatine, il semble que les reins subissent parallèlement à la peau les mêmes influences ; au début, on trouve très-souvent, quand on les cherche minutieusement, des traces de congestion et de catarrhe léger des canalicules, avec un peu

(1) Sur 100 cas de pneumonie aiguë, Smoler en a trouvé 23 avec une albuminurie légère (*Schmidt's Jahrb.*, t. CXXXI, p. 41).

d'albumine dans l'urine. Plus tard, du quatorzième au vingtième jour, alors que la peau est en pleine desquamation, les reins sont aussi, eux, le siége d'une néphrite desquamative avec albuminurie tellement intense, qu'elle est sur la limite entre les formes légères et les formes graves de la maladie.

La cause de l'albuminurie, dans ces cas, tient essentiellement à la nature même de l'exanthème scarlatineux, et, sans vouloir contester l'influence du froid comme cause occasionnelle dans sa production, nous croyons cependant qu'on l'a exagérée beaucoup. Les relevés des auteurs sur la fréquence de l'albuminurie dans la scarlatine sont très-variés, et il est probable, en effet, que ces différences sont en relation avec les caractères propres de chaque épidémie de scarlatine. Par exemple, Begbie, Newbigging, Holder, n'ont jamais vu manquer l'albumine, tandis que d'autres observateurs ne l'ont notée que dans la moitié des cas.

La rougeole, la variole, la suette miliaire, les fièvres intermittentes donnent quelquefois lieu à une albuminurie très-légère et passagère.

L'action de la diphthérie est plus importante : signalée par Wade, Abeille et G. Sée, elle paraît être indépendante de l'asphyxie, et due à l'infection diphthéritique. Très-fréquente, elle atteint la moitié des malades (Sée), ou même les deux tiers (Bouchut et Empis). Gubler a toujours vu de l'albumine dans les cas de diphthérie vraie. Son existence n'est pas en rapport avec la gravité ou la bénignité de la maladie.

Dans le typhus (Edwards, Oppolzer, Murchison), et dans la fièvre typhoïde, l'albuminurie, légère au début de la maladie, due à une néphrite catarrhale, est très-commune. Dans la fièvre typhoïde, par exemple, certains auteurs, Griesinger et Murchison, ne l'ont notée que dans le tiers des cas. Gubler, l'a trouvée presque constamment. C'est vers le quatrième ou le cinquième jour de la fièvre typhoïde que débute l'altération rénale (Zimmermann).

La première urine que rendent les malades atteints du choléra, lorsque le cours de l'urine se rétablit, est à peu près constamment albumineuse ; l'albuminurie est constante suivant un relevé de 92 cas fait par Gubler, et l'urine présente toujours les traces de la congestion intense, et des modifications de l'épithélium du rein pendant la période algide.

Dans la méningite cérébro-spinale (Klebs) et dans la trichinose (Conheim), dans la fièvre jaune, la peste, et d'une façon générale, dans toutes les maladies infectieuses, on peut rencontrer un degré plus ou moins prononcé de néphrite catarrhale. Ainsi, la pyémie, les accidents mortels chez les nouvelles accouchées, s'accompagnent de néphrite catarrhale plus souvent que d'abcès du rein.

L'érysipèle (1), les brûlures étendues et superficielles, s'accompagnent aussi très-souvent de néphrite catarrhale.

De toutes les maladies aiguës ou chroniques du cadre pathologique, il en est peu qui ne puissent, à un moment donné et accidentellement, s'accompagner d'une albuminurie passagère.

Enfin, l'action du froid peut déterminer ce degré léger et passager de la néphrite catarrhale. En voici un exemple pris parmi un certain nombre que nous pourrions citer :

M. Duroziez nous donna à examiner les urines d'une petite fille, âgée de sept ans, qui contenaient une assez grande quantité d'albumine et des cylindres hyalins. Cette enfant avait été mouillée par la pluie et refroidie pendant le trajet de l'Hôtel de ville à Auteuil, fait le soir sur le pont d'un bateau-omnibus. Le lendemain elle avait de l'inappétence, un peu de fièvre, et l'on s'aperçut que les urines étaient brunes. Les urines, qui contenaient du sang le premier jour de la maladie, s'éclaircirent le lendemain, et continrent pendant trois jours de l'albumine. La guérison fut dès lors absolue.

Causes des néphrites albumineuses subaiguës et chroniques. — Il est très-rare que les causes des néphrites catarrhales énoncées plus haut deviennent le point de départ d'une albuminurie persistante. Cependant cela s'est vu pour la diphthérie, la scarlatine, le choléra, et même à la suite de l'application des vésicatoires ainsi que nous en rapportons plus loin deux cas que nous devons à l'obligeance de M. le docteur Potain.

(1) Sur 15 cas d'érysipèle, l'albumine ne s'est montrée que 2 fois à Smoler.

Parmi les fièvres, les fièvres intermittentes peuvent leur donner naissance d'emblée.

La grossesse agit comme nous l'avons déjà dit (p. 65) d'une façon complexe dans la production des albuminuries subaiguës et chroniques, et peut-être y a-t-il du côté du rein une modification constante analogue à celle qu'on trouve toujours à l'état physiologique dans le foie, aussi bien chez les femelles d'animaux que chez la femme (1).

Mais il n'en est pas de même pour les maladies primitivement chroniques, et pour les empoisonnements lents de longue durée. C'est là que nous trouverons toutes les causes des néphrites albumineuses chroniques.

Les maladies organiques du cœur, la pneumonie chronique (2), le pemphigus (3), l'aliénation mentale (4), et avant toutes les affections chroniques d'emblée et diathésiques ou constitutionnelles, la tuberculose, la scrofule, la syphilis, la goutte, telles sont les causes habituelles de la néphrite albumineuse chronique. Parmi les empoisonnements lents, ce sont ceux causés par l'alcool, le plomb, qui tiennent le premier rang.

Toutes ces causes, maladies chroniques et intoxications, en modifiant profondément la constitution et la crase du sang, attaquent le rein, et y déterminent des lésions anatomiques aussi profondes, aussi persistantes qu'elles le font pour le foie, le poumon, les organes lymphoïdes, les vaisseaux, etc.

(1) Le foie est constamment gras dans les derniers temps de la gestation et pendant tout le temps de la lactation des femelles qui allaitent (Cornil et Ranvier, *Manuel d'histologie pathologique*, p. 53).

(2) M. Charcot a réuni plusieurs observations de pneumonie chronique compliquée de néphrite albumineuse persistante. M. Hérard et moi, nous en avons aussi publié un cas (*De la phthisie pulmonaire*, par Hérard et Cornil, p. 178).

(3) M. Guiraud a rapporté dans sa thèse (1865) un cas où existait une albuminurie chronique. Hébra ne croit pas d'une façon générale à une relation entre l'albumine et les affections cutanées. Eulenberg (*Berliner Wochens.* II, 1865) a rapporté un cas de stéatose du rein avec pemphigus chronique, et il a constaté une élimination de l'urée par les bulles pemphigoïdes.

(4) Sander Lindsay rapporte deux cas de maladie de Bright compliquant l'aliénation (*Journal of mental science*, 1867).

Parmi ces causes, il en est dont l'action tend à entraîner une modification anatomique spéciale du rein.

Ainsi, la néphrite avec prédominance de la dégénérescence graisseuse du rein, bien qu'elle s'observe aussi dans la phthisie, est causée spécialement par les poisons, par l'alcool, par le phosphore, le mercure, l'arsenic, etc.

La néphrite avec dégénérescence *amyloïde* ne s'observe guère que dans la tuberculose, la scrofule, la syphilis, dans les suppurations prolongées On l'a trouvée encore, mais rarement, dans les suppurations chroniques (1), les pneumonies répétées, la cachexie palustre, etc.

L'action du froid et de l'humidité, ces causes si puissantes, comme nous l'avons vu par les expériences rapportées plus haut, détermine le plus souvent l'albuminurie grave *primitive* caractérisée anatomiquement par les *granulations de Bright*. Nous ne possédons pas assez d'observations pour ériger ici ce fait en loi absolue, et nous savons d'un autre côté que l'alcoolisme, la phthisie, la goutte même, peuvent donner lieu à une néphrite avec granulations de Bright ; mais il n'en est pas moins vrai, d'une façon générale, que les albuminuries les plus graves, les albuminuries primitives, sont caractérisées anatomiquement par les granulations de Bright, et que leur cause la plus commune est l'impression du froid humide.

La *néphrite albumineuse avec atrophie* du rein peut être due à toutes les causes de néphrite chronique précédentes ; elle en est alors le stade le plus avancé ; mais elle s'observe particulièrement dans certaines conditions spéciales. Ainsi, les goutteux paraissent, d'après les observations anglaises, et celles que nous avons recueillies nous-mêmes, y être disposés d'une façon spéciale. Les goutteux sont souvent albuminuriques. Le passage d'acide urique et d'urates en grande quantité, pendant les accès de goutte et à leur déclin, explique parfaitement

(1) Fischer a indiqué la dégénérescence amyloïde dans les ulcères anciens du pied et de la jambe. Lindwurm a trouvé 7 fois sur 190 de l'albuminurie dans ces conditions, et 4 fois sur 100 une dégénérescence amyloïde (*Klinische Wochenschr.*, t. III, 1866).

la prédisposition à l'albuminurie. D'après Garrod (1), on rencontre parfois des traces d'albumine dans le cours des accès de goutte aiguë. Si ces accidents sont rares lorsqu'il s'agit d'attaques récentes, au contraire, lorsque la maladie tend à revêtir la forme chronique, on rencontre fréquemment un peu d'albumine dans les urines à l'époque des accès. Chose remarquable, dans l'intervalle de leurs accès, ces mêmes goutteux peuvent ne présenter aucune trace d'albuminurie. Plus tard, l'albuminurie peut devenir permanente, en même temps que les lésions du rein sont plus avancées. Mais, ces mêmes malades, ainsi que le fait remarquer Rayer, ont une albuminurie lente, sujette à des recrudescences et à des rémissions.

(1) Garrod, *La goutte*, traduction française, p. 178.

CHAPITRE IV

SYMPTOMATOLOGIE DES NÉPHRITES.

Les diverses variétés des néphrites ont peu de symptômes qui leur soient communs. Bien qu'un certain nombre de phénomènes tenant à l'organe affecté, comme la douleur, ou à la perversion de sa fonction, et révélés par les troubles du côté des urines, soient communs à toutes les variétés, cependant il n'y aurait aucun avantage au point de vue pratique à en tracer une description générale. Aussi entrerons-nous immédiatement dans la description symptomatologique de chacun des deux grands groupes que nous avons admis.

Le premier groupe, que nous connaissons déjà au point de vue de l'anatomie pathologique et de l'étiologie, a pour symptômes principaux la douleur et les phénomènes de réaction fébrile, parfois même d'infection urineuse ou d'ammoniémie. Le second groupe se manifeste essentiellement par l'albuminurie compliquée souvent d'hydropisies, et dans les cas graves il aboutit à l'urémie, etc.

Nous indiquerons, à propos de chaque variété en particulier, ce qui a trait à la marche de la maladie, à sa terminaison, à son diagnostic et à son pronostic.

§ 1. — **Symptômes des néphrites interstitielles.**

I. — SYMPTÔMES DE LA NÉPHRITE SIMPLE.

L'expression symptomatique de la néphrite simple varie suivant qu'elle est primitive ou secondaire, et suivant son intensité, de telle sorte qu'on doit, pour la netteté de la description, examiner successivement la forme *aiguë*, la forme *bénigne*, la forme *grave* et la forme *latente*.

A. La *néphrite aiguë inflammatoire* qui survient à la suite d'une contusion, d'une plaie, d'une rétention d'urine, etc., débute par un *frisson* plus ou moins prolongé. « Un frisson général avec refroidissement de tout le corps, et qui se prolonge au delà d'un quart d'heure, annonce presque toujours l'inflammation des deux reins ou de la totalité de l'un d'eux. » (Rayer) (1). Lorsque la maladie est plus légère, ou que quelques points seulement des deux reins ou d'un seul sont pris, le frisson peut être léger et passer inaperçu. Le frisson est suivi de chaleur, de soif, d'agitation, et de tous les phénomènes généraux des accès fébriles parmi lesquels dominent les troubles gastriques, l'état saburral de la langue, les nausées et les *vomissements*.

Bientôt apparaît une *douleur* dans la région rénale; l'époque à laquelle survient la douleur indique moins rigoureusement que le frisson, le début de la maladie. Elle existe des deux côtés ou d'un seul suivant qu'elle traduit une lésion double ou simple du rein : elle siége profondément dans la région rénale, plus sensible en arrière du flanc qu'à sa partie antérieure : elle est parfois circonscrite dans un point moins étendu que la surface du rein, ou diffuse, et irradiée aux parties voisines, aux régions hépatique et splénique : Béhier et Hardy font remarquer néanmoins que les irradiations douloureuses, surtout celles qui suivent le trajet des uretères, et qui s'accompagnent de la rétraction du testicule, sont plutôt des signes de pyélite et d'uretérite calculeuse. La douleur offre des rémissions dans son intensité.

La douleur spontanée n'est pas constante. La douleur est alors le plus souvent décelée par la palpation. « Si l'on pose une main sur la partie antérieure de la région lombaire, et qu'avec l'autre main appliquée en arrière de la même région, on presse fortement, le malade, pour éviter la douleur, soulève quelquefois brusquement le bassin, en arquant

(1) Rayer, *Loc. cit.*, p. 299.

la partie inférieure du tronc. La douleur rénale augmente orsque les malades s'asseyent, se courbent en avant, etc., par la commotion de la toux, par l'éternument, par une inspiration profonde, et généralement dans tous les mouvements du tronc. » (Rayer, t. I, p. 301.)

Par la palpation on arrive rarement à apprécier une augmentation de volume du rein, fait qui a été constaté par Rayer, dans un cas.

La percussion pratiquée par l'abdomen pourrait faire apprécier un développement anormal du rein si, dans les cas aigus surtout, elle ne réveillait pas d'une façon intolérable la douleur. « M. Piorry reconnaît également, et mesure à l'aide de la percussion plessimétrique de la région lombaire, l'augmentation de volume du rein. Pratiquée ainsi au niveau de la face postérieure du rein, la percussion est entourée de difficultés excessives, et demande une habitude et une perfection de manœuvre très-difficiles à acquérir. » [Béhier et Hardy (1)].

Ces deux principaux signes, le frisson et la douleur lombaire, sont suivis par des troubles de la sécrétion de l'*urine* et de sa composition : au début, la sécrétion de l'urine est toujours *diminuée*, et quelquefois complétement supprimée quand les deux reins sont atteints à la fois. L'excrétion de l'urine est rare, ou bien le malade, tourmenté par des besoins continuels d'uriner, ne rend que quelques gouttes d'urine à la fois; la vessie n'en contient pas davantage.

L'urine contient une plus ou moins grande quantité de *sang* qui la rend rouge ou brune, ou noirâtre, et avec le sang en nature, de l'*albumine*. La proportion de l'albuminurie varie en raison directe du sang contenu dans l'urine ; elle disparaît avec lui ; elle est peu abondante et passagère, et une ou deux saignées locales ou générales la font cesser bientôt. Ce sont là les preuves que l'albuminurie dans la néphrite simple tient uniquement à la congestion rénale, congestion que nous rencontrerons souvent aussi dans la néphrite albumineuse. La présence d'une grande quantité de globules de sang, de

(1) Béhier et Hardy, *Traité élémentaire de pathologie interne*, t. III, p. 8.

cylindres composés par de la fibrine, et contenant des globules du sang, la couleur plus foncée, brunâtre, que prend le dépôt d'albumine obtenu par la chaleur, sont autant de preuves que l'albumine provient du sang sorti des capillaires.

L'urine peut contenir du *pus* ou du *muco-pus* qui provient, dans l'immense majorité des cas, d'inflammation concomitante du bassinet, des uretères ou de la vessie. — Cependant il faut être prévenu qu'un abcès du rein peut, à un moment donné, s'ouvrir et suppurer dans le bassinet, et que les mamelons des pyramides de Malpighi peuvent s'ulcérer. Mais lorsque des abcès siégent dans la substance corticale du rein, sans inflammation des bassinets ni des autres parties des voies urinaires, l'urine ne contient pas de pus (Rayer).

Les urines sont légèrement acides ou neutres, rarement alcalines dans la néphrite aiguë, à moins qu'il n'y ait en même temps pyélite, cystite ou rétention d'urine.

B. La *néphrite simple aiguë bénigne,* survenue dans les mêmes conditions que la précédente, se caractérise par une légère douleur rénale, une diminution peu marquée de la sécrétion urinaire, un mouvement fébrile peu intense avec enduit muqueux épais de la langue et embarras gastrique. Elle cède facilement à un traitement antiphlogistique modéré. Ce sont là des néphrites qui s'arrêtent au stade de la congestion.

C. Les *symptômes graves* de la néphrite peuvent débuter d'emblée ou succéder à la forme aiguë inflammatoire, lorsque celle-ci se termine par suppuration.

Dans une série de cas, la diminution ou la suppression de l'urine, une douleur rénale obscure ou nulle, sont immédiatement accompagnées de symptômes cérébraux et de vomissements (néphrite avec ischurie et symptômes cérébraux, Rayer).

Dans une autre catégorie de faits, les malades sont dans un véritable *état typhoïde* avec subdelirium, carphologie; ces cas se terminent toujours par la mort. « Les malades éprouvent peu ou point de douleur dans la région rénale, à moins qu'on ne la comprime fortement. Ils sont couchés sur le dos, immobiles, dans un état de stupeur, répondant difficilement et incomplétement aux questions qu'on leur adresse; l'excrétion de l'urine est rare, quelquefois involontaire; des accès de frisson se déclarent plusieurs fois par jour; les dents sont noires ou fuligineuses; la langue est noire et sèche; le pouls est fréquent, il y a peu de soif. » Les redoublements de fièvre avec frisson survenant chaque jour à peu près aux mêmes heures, ont pu être pris pour des accès de fièvre palustre pernicieuse.

C'est surtout dans la néphrite double que survient ce cortége d'accidents terribles.

Lorsqu'on lit les observations de néphrites publiées dans les divers recueils, il est facile de s'assurer que le plus grand nombre passe inaperçu, soit parce qu'on n'a pas examiné avec soin les troubles de la sécrétion urinaire, soit parce que les symptômes propres à une néphrite secondaire due à une affection chronique de l'urèthre ou de la vessie, étaient masqués par ceux de l'affection primitive et se confondaient avec elle.

Ces néphrites surviennent le plus souvent chez des personnes dont les reins sont déjà plus ou moins modifiés, consécutivement à une maladie chronique des voies urinaires.

Aussi peut-on admettre toute une catégorie de faits de néphrites *latentes*, dont la marche est subaiguë plutôt que chronique.

Elles peuvent se manifester anatomiquement par une suppuration considérable du rein, alors que les symptômes sont très-peu accusés, surtout lorsqu'il s'agit de malades ayant une ancienne affection chronique complexe, calculeuse ou non, des voies urinaires.

Ces malades ont des douleurs sourdes habituelles dans une des régions rénales ou dans toutes les deux; leur urine est le plus souvent neutre ou alcaline; ils ont, en outre, tous les symptômes d'une affection chronique des voies urinaires. Un jour, à la suite d'une opération chirurgicale pratiquée sur l'urèthre, et même à la suite d'un simple cathétérisme, ou même seulement d'une injection d'eau froide, ils perdent leurs forces, l'urine est sécrétée en quantité moindre, et ces deux symptômes : diminution de la quantité des urines, perte des forces, sont les seuls qui accusent une néphrite avec suppuration du rein.

Lorsqu'un malade a déjà depuis longtemps une affection des voies urinaires, quelle qu'elle soit, on ne doit le sonder qu'avec crainte, et s'il a des douleurs lombaires, on doit les modérer d'abord par les émissions sanguines locales ou les bains.

Dans certains cas, en effet, si ces malades présentent une stagnation avec rétention d'urine, et si l'on est obligé de les sonder, l'opération amène en apparence un soulagement, mais leurs forces peuvent diminuer en même temps que l'on note les signes d'un embarras gastrique avec enduit épais de la langue. Le patient urine seul un certain nombre de jours, mais la quantité des urines rendues en vingt-quatre heures a diminué. Bientôt une nouvelle stagnation des urines nécessite un nouveau cathétérisme ; à sa suite la quantité des urines baisse encore, et les forces du malade tombent pour ne plus se relever. M. Mallez me dit avoir observé des faits de néphrite suppurée caractérisés seulement par les symptômes précédents.

Marche, durée, terminaisons. — La marche de la maladie est toute différente, suivant qu'il s'agit de l'une ou de l'autre des formes précédentes.

Dans les cas bénins, la guérison est complète au bout de quelques jours : la fièvre tombe, l'urine redevient normale. Mais si la cause qui a déterminé une première congestion inflammatoire du rein persiste, de nouvelles poussées congestives se reproduiront à diverses époques et détermineront des lésions chroniques persistantes, une néphrite interstitielle chronique avec induration, cicatrices, kystes, etc.

Les cas de néphrite aiguë inflammatoire, après avoir débuté par un frisson, par la douleur rénale et les modifications notées de l'urine, présentent la marche d'une affection fébrile avec état saburral des premières voies, nausées, vomissements, élévation de la température centrale, petitesse et concentration du pouls au moment des vomissements. Cet état dure de quelques jours à un et trois ou quatre septénaires. La cessation graduelle du mouvement fébrile et de la douleur rénale, le retour à l'état normal de la sécrétion de l'urine et de sa composition, indiquent la guérison par résolution. Mais presque toujours la néphrite laisse après elle dans le rein la marque anatomique de son passage et prédispose l'organe à des récidives.

La terminaison par suppuration se traduit par la persistance de la fièvre, de la douleur rénale et de la diminution ou de la suppression de l'urine. L'apparition à différentes heures du jour de frissons irréguliers, le développement des symptômes cérébraux et typhoïdes, dont nous avons fait la description dans les formes graves de néphrite, ne laisseront aucun doute sur la terminaison par suppuration. Mais, dans certains cas, la formation d'un abcès dans le rein s'établit sourdement, sans réaction, ainsi qu'il résulte d'une série d'observations consignées dans la science, et en particulier du fait suivant relaté par Vogel (1). Dans ce cas, le seul symptôme fut l'apparition de pus dans l'urine. Le malade étant mort peu de temps après, on vit un abcès du rein ouvert dans le bassinet. A part le cas spécial d'ouverture de la poche purulente dans le bassinet ou de l'ulcération des cônes de Malpighi, la présence du pus dans l'urine indique le plus souvent, ainsi que nous l'avons dit, une pyélite ou une cystite, mais non une néphrite suppurée (Rayer).

Lorsqu'un ou plusieurs abcès du rein sont petits, ils peuvent se transformer en kystes séreux ou se résorber lentement en laissant à leur place un petit kyste athéromateux ou des cicatrices.

Les voies d'évacuation d'un abcès rénal volumineux sont multiples : le cas le plus heureux, au point de vue du pronostic, est celui de l'ouverture dans le bassinet.

On a observé aussi l'ouverture de pareils abcès dans le côlon, le duodénum, après péritonite adhésive partielle.

Lorsqu'un abcès rénal vient faire saillie à la peau dans la région lombaire, on a noté une élévation de température au niveau de la tumeur et une fluctuation plus ou moins superficielle.

Lorsqu'ils sont ouverts à temps, ces abcès peuvent guérir. Mais lorsqu'ils fusent dans d'autres régions, le long du psoas dans la région inguinale, ou même au périnée, les graves dé-

(1) *Handbuch der speciellen Pathologie und Therapie redigirt von Virchow*, t. VI, 2e partie, p. 670.

sordres qui en résultent, la résorption urineuse ou ammoniémie qui s'y joint souvent, entraînent habituellement la mort des malades.

Les abcès ouverts dans le péritoine déterminent une péritonite généralisée promptement mortelle.

Rayer a vu un abcès du rein s'ouvrir une voie à travers le diaphragme, la plèvre, le poumon et les bronches (voy. p. 26).

Lorsque, ce qui est très-rare, la néphrite se termine par gangrène, les symptômes généraux typhoïdes sont des plus prononcés et les urines deviennent fétides et noirâtres.

Dans les cas subaigus et latents de la néphrite, les récidives sont fréquentes. La santé générale subit une atteinte profonde ; les urines sont souvent alcalines ; l'affaiblissement des forces et même une véritable paraplégie peuvent être observés comme une complication de la néphrite (Stanley et Rayer). Nous avons déjà indiqué, note 2, page 5, les travaux de Raoul Leroy d'Étiolles et de Brown-Séquard sur ce point. Cette paraplégie consécutive à la néphrite subit quelquefois dans sa marche les alternatives d'amélioration ou d'aggravation de la maladie primitive.

Diagnostic. — Le diagnostic de la néphrite est basé sur ses principaux symptômes, qui sont la douleur, le frisson, les troubles digestifs, coïncidant avec la suppression ou la diminution des urines. Nous devons insister tout spécialement sur l'importance diagnostique des troubles gastriques, l'état saburral de la langue, les nausées et les vomissements qui existent presque constamment, même en l'absence d'un état fébrile bien caractérisé (Béhier et Hardy-Hérard). Les inflammations du rein comptent parmi celles qui déterminent le plus facilement les vomissements.

La néphrite bénigne est souvent confondue avec un embarras gastrique ou un lumbago. Dans le lumbago, la palpation du rein par l'abdomen ne détermine pas de douleur, et il n'y a pas de troubles de la sécrétion urinaire.

La colique néphrétique, où la douleur est très-violente, paroxystique, non accompagnée de fièvre, ne saurait être confondue avec la néphrite où la douleur est plus sourde et accompagnée d'un état fébrile. La colique hépatique en diffère aussi par l'ictère, le siége de la douleur, et l'absence des caractères tirés de l'examen de l'urine.

La péritonite partielle pourrait être au premier abord confondue avec la phlegmasie rénale, mais dans la péritonite la douleur est plus vive, plus superficielle ; elle est réveillée par le simple poids des couvertures ou les mouvements respiratoires ; l'état de la face, à une apparence grippée qui donne à la maladie un cachet tout spécial.

Le psoïtis ne pourrait en imposer pour une néphrite qu'en raison de la douleur, car il ne détermine pas d'altérations de l'urine.

Les symptômes réactionnels graves, les symptômes cérébraux, l'état typhoïde, les accès fébriles précédés de frissons, pourraient faire confondre une néphrite intense avec une affection cérébrale ou une fièvre intermittente pernicieuse ; ce n'est que par l'exploration méthodique de toutes les fonctions, et en particulier par l'examen des urines et de la région rénale, de la prostate, de la vessie, et par la connaissance des affections antérieures des voies génito-urinaires, qu'on pourra être mis sur la voie du diagnostic. L'apparition de ces symptômes graves chez un vieillard, l'irrégularité et l'heure des accès fébriles, devront faire rechercher les signes d'une affection des organes urinaires.

Le début de la variole marqué par la fièvre, les vomissements, la douleur, pourrait aussi en imposer pour une néphrite.

Le diagnostic de la néphrite avec la pyélite et la périnéphrite est extrêmement difficile dans le plus grand nombre des cas. Nous avons vu, en effet, que la pyélite, surtout la pyélite calculeuse, était une cause très-commune de la néphrite. La maladie complexe doit alors porter le nom de pyélo-néphrite.

La périnéphrite se caractérise surtout par un empâtement, un œdème et finalement une fluctuation derrière les reins. La rétraction du membre inférieur correspondant dans certains cas, l'absence de modifications de l'urine, joints aux symptômes précédents, feront reconnaître une périnéphrite de l'inflammation du rein. Mais le plus souvent la périnéphrite succède à la pyélite calculeuse, quelquefois elle est consécutive à une néphrite, et enfin elle peut être elle-même cause de néphrite. On comprendra combien, dans ces cas complexes, il est difficile d'isoler les symptômes qui appartiennent à l'une ou à l'autre de ces affections.

Le diagnostic de la néphrite aiguë avec les néphrites albumineuses chroniques est très-facile : dans ces dernières, la proportion d'albumine contenue dans l'urine est considérable, tandis que le sang n'y apparaît qu'au début ou dans les poussées congestives du côté du rein. Les cylindres hyalins sont très-nombreux dans le cas d'albuminurie, tandis que les coagula formés au centre des tubes urinifères, dans la congestion hémorrhagique de la néphrite, sont composés de fibrine et contiennent souvent des globules du sang.

Les formes légères de la néphrite albumineuse n'ont aussi d'une façon générale avec la néphrite aiguë qu'un seul point commun, qui est la congestion rénale. Aussi les cas où cet élément est dominant, comme dans les néphrites aiguës les plus bénignes et certaines néphrites albumineuses, catarrhales, établissent une transition insensible entre les deux grandes classes de néphrites que nous avons admises.

L'examen microscopique des urines dans la néphrite simple montre les globules rouges du sang, les cylindres fibrineux contenant des globules rouges et quelques globules de pus. Si ces derniers sont très-nombreux, si les urines présentent un dépôt muqueux ou muco-purulent abondant, on aura habituellement affaire à une pyélite, ou à une cystite, ou aux deux affections réunies. On trouvera alors une grande quantité de cellules pavimenteuses venues de la vessie, souvent avec plusieurs noyaux (Remak), des cellules pavimenteuses plus petites et des cellules prismatiques provenant du bassinet.

Dans quelques cas très-rares, d'après Vogel, l'examen microscopique de petits fragments rendus avec des urines purulentes, a montré des particules de parenchyme rénal lui-même caractérisé par des fragments de tubes urinifères et des glomérules de Malpighi.

Wiederhold (*Virchow's Archiv*, t. XXXIII, 1865) a trouvé dans l'urine d'un malade des lambeaux filamenteux du volume d'un œuf de pigeon, formés par des fragments du parenchyme rénal bien caractérisé par les tubes urinifères. Le malade guérit.

De pareils faits démontrent bien nettement une destruction avec élimination de la substance rénale.

Le *pronostic* varie infiniment, comme on l'a vu déjà, avec la cause productrice de la néphrite et avec la forme qu'elle revêt. Nous avons déjà insisté assez sur les terminaisons de ces différentes formes, pour n'avoir plus à y revenir.

II. — Symptômes de la néphrite métastatique.

Les néphrites métastatiques dont nous avons exposé déjà l'anatomie (page 27) et l'étiologie (page 58) forment, comme nous l'avons vu, à ce double point de vue, deux groupes : les unes caractérisées par de petits abcès miliaires, les autres par des infarctus plus considérables, n'ayant généralement pas de tendance à la suppuration.

Les premières surviennent dans des conditions spéciales de septicémie, d'infection ou de diathèse purulente. Leurs symptômes propres sont masqués par l'état général des malades : la complication rénale est insignifiante au point de vue de la clinique, car elle n'ajoute rien au diagnostic et ne fournit aucune indication thérapeutique. De plus, les foyers métastatiques du rein sont rares relativement à ceux du poumon et du foie (1).

D'après les observations qui ont été prises avec l'analyse des symptômes tirés de l'examen de l'appareil urinaire, on voit que les urines contiennent parfois un peu d'albumine d'une façon très-passagère, et alors on y trouve quelques cylindres

(1) Chambers, dans un relevé des autopsies de l'hôpital Saint-Georges à Londres, sur 2161 autopsies n'a trouvé des abcès métastatiques du rein que 12 fois, tandis que dans le même relevé les abcès du poumon figurent dans 12 cas, et ceux du foie dans 32 cas (Rosenstein, *loc. cit.*).

et des globules de sang. Les malades, incapables le plus souvent, du reste, de renseigner exactement sur ce qu'ils éprouvent, ne ressentent pas de douleurs rénales notables.

Dans le second groupe de faits de néphrites métastatiques, les emboles venus le plus ordinairement des valvules aortiques ou de l'aorte, soit dans des cas de rhumatisme (néphrite rhumatismale de Rayer), soit dans des faits d'athérome, sont plus volumineux, déterminent des infarctus souvent considérables, et ils n'ont que peu de tendance au ramollissement et à la suppuration.

De plus, en raison même de la cause morbide, et du point de départ de l'embolus, le rein est avec la rate l'organe le plus fréquemment atteint (1) : il est souvent le seul organe lésé. La santé générale n'est généralement pas aussi profondément modifiée que dans la pyémie. D'où il résulte que l'infarctus rénal pourra occuper le premier plan dans la scène pathologique, et que dans certains cas on pourra le diagnostiquer sûrement et diriger contre ses conséquences une thérapeutique rationnelle.

Le premier cas de ce genre diagnostiqué et publié par Traube, eut un grand retentissement. En voici le résumé (2) :

Un ouvrier mécanicien, âgé de dix-huit ans et très-robuste, entra en octobre 1853 dans le service de Traube. Il avait ressenti, huit jours auparavant, une douleur vive dans le mollet. On constata une insuffisance des valvules aortiques avec hypertrophie des ventricules. L'urine était normale.

Dans la nuit du 13 au 14 octobre, le malade éprouva une douleur violente dans la région lombaire droite, sous la douzième côte. Le lendemain il avait de la fièvre (104 puls.). La région rénale droite était douloureuse à la pression ; le décubitus sur le côté droit n'était pas douloureux, mais les mouvements déterminaient une douleur très-vive. Douleur dans la région vésicale et à la miction. L'urine est rare, chargée de sé-

(1) Dans un relevé de 49 observations d'infarctus viscéraux, fait par Ch. Lefeuvre (thèse de Paris, 1867, p. 79), il y avait 32 infarctus du rein et 29 de la rate.

(2) Traube, *Uber den Zusammenhang von Herz und Nieren Krankheiten*, 1856.

diments uratiques, sans albumine. On prescrit des sangsues au lieu affecté.

Pendant vingt-quatre heures, le malade ne rend que 18 onces d'une urine trouble, foncée.

Le 19. Vomissements verts, prostration; mort le 23 octobre.

L'autopsie montra, outre les lésions du cœur et un peu d'œdème du poumon, plusieurs petits infarctus en voie de ramollissement dans les deux reins et, dans le rein droit, un infarctus considérable qui en occupait la moitié.

Le remarquable exemple de néphrite embolique que nous a donné M. Charcot (voyez page 61), et qui rentre dans le même ordre de faits, est également une preuve de la possibilité du diagnostic.

Pour arriver à l'établir, il faut tenir compte en premier lieu de l'existence des causes pouvant donner lieu à des embolies : rhumatisme, affection du cœur et des artères, etc.; en second lieu, des symptômes : début brusque, douleur lombaire, diminution de la quantité des urines (ischurie rhumatismale, Rayer), présence d'une faible quantité d'albumine ou de sang, ou de dépôts uratiques; et enfin des symptômes de réaction fébrile terminés parfois par un état typhoïde ou les signes de résorption urineuse.

III. — Symptômes de la néphrite interstitielle chronique.

Nous rappelons que nous avons décrit en anatomie pathologique, plusieurs groupes de faits de néphrite interstitielle chronique : (*a*) les uns accompagnant presque constamment les maladies du cœur; (*b*) les autres étant l'aboutissant de tous les processus inflammatoires du rein et des organes urinaires, et enfin (*c*) ceux, chroniques d'emblée qui coïncident avec un athérôme artériel.

a. Les néphrites des affections cardiaques passent souvent inaperçues au milieu des symptômes plus importants qui fixent l'attention du clinicien; cependant, en portant l'observation du côté des organes urinaires, on reconnaît souvent des modifications de la sécrétion de l'urine et des douleurs lombaires qui ont pour cause la congestion presque constante dont le rein est le siége. Les urines contiennent très-souvent un peu d'albumine et de sang. Elles sont foncées en couleur et laissent déposer un sédiment épais. Elles sont peu abondantes, et leur densité est accrue, ainsi que la proportion d'urée qu'elles renferment.

« Le seul fait de la coïncidence de l'albumine avec une augmentation de densité de l'urine suffirait déjà à différencier cette albuminurie de celle qui appartient à la maladie de Bright, et dans laquelle les urines présentent, au contraire, un abaissement considérable du chiffre de la densité normale. Mais la marche surtout est caractéristique. La quantité d'albumine est sujette à des oscillations très-considérables. » (Raynaud, article Cœur du *Nouveau Dictionnaire de médecine*.) La quantité de l'albumine et du sang qui passent dans l'urine varie en raison des embarras de la circulation cardiaque.

Nous avons vu déjà, à propos de l'étiologie des néphrites albumineuses, que les congestions rénales d'origine cardiaque entraient souvent en ligne de compte dans leur production.

b. Lorsque la maladie succède à la néphrite aiguë ou qu'elle est liée à d'autres affections des organes urinaires, pyélite calculeuse, cystite chronique, rétrécissements, etc., on observe, comme symptôme local, une douleur sourde, profonde, gênante plutôt que pénible, dans les lombes, et qui la plupart du temps même ne fait pas souffrir les malades. Généralement cette douleur est mise par les malades sur le compte du rhumatisme, et souvent elle est confondue avec le lumbago. Mais cette douleur s'exaspère avec toute cause déterminant une congestion rénale, et en particulier avec la marche, l'application du froid, le coït, la stagnation de l'urine et sa rétention, un excès de boisson, etc. Une injection d'eau froide dans la vessie, le cathétérisme, peuvent, chez de pareils sujets, être l'occasion de poussées aiguës et même de néphrite purulente rapidement terminée par la mort.

L'urine dans ces cas est sécrétée en faible abondance : quelques malades se font illusion à ce sujet, parce qu'ils éprouvent souvent le besoin d'uriner, suivi seulement de l'émission de quelques gouttes d'urine. Elle est neutre ou alcaline, généralement troublée par des sédiments de phosphate de chaux. Rarement elle contient du sang ou de l'albumine. Le pus ou le muco-pus qu'elle offre parfois, sont dus à des complications du côté du bassinet ou du col de la vessie.

Les symptômes généraux se bornent à un affaiblissement progressif, et la fièvre n'apparaît avec des symptômes gastriques qu'au moment où se fait une nouvelle congestion rénale.

La marche de cette affection est des plus lentes : la guérison absolue est impossible en raison même de la nature des lésions anatomiques du rein. Mais les malades peuvent vivre en s'habituant aux troubles de la fonction rénale. La terminaison fatale est souvent due à l'une des causes de néphrite aiguë sur lesquelles nous avons insisté à propos de l'étiologie de celle-ci.

c. La néphrite chronique avec atrophie, liée aux altérations athéromateuses de l'aorte, mérite à peine le nom de maladie, et elle rentre plutôt dans les dégénérescences organiques liées à la sénilité. Les vieillards qui en sont atteints rendent certainement une quantité moins considérable d'urine que si le rein était normal, mais la fonction urinaire est simplement diminuée proportionnellement à toutes les autres. Quelquefois cependant l'urine de ces malades contient de faibles proportions d'albumine venue sous l'influence de congestions rénales passagères.

On peut diagnostiquer une atrophie du rein dans les conditions précédentes d'âge et d'athérôme artériel, avec d'autant plus de probabilité qu'elle est à peu près constante dans les autopsies.

Il est probable, d'un autre côté, que l'insuffisance de la fonction rénale entre pour une part dans la gravité des maladies aiguës à cet âge, et en particulier de la pneumonie.

§ 2. — Symptomatologie générale des néphrites albumineuses.

Nous allons étudier d'abord les symptômes communs à toutes les néphrites albumineuses d'une façon générale, c'est-à-dire l'albuminurie considérée comme symptôme, et ses nombreuses conséquences, l'urémie, les hydropisies, etc.

ALBUMINURIE.

Le fait essentiel de l'albuminurie considérée comme symptôme est la présence de l'*albumine* dans l'urine.

Les urines qui contiennent une assez grande quantité d'albumine sont généralement claires, pâles, plus ou moins abondantes ; elles moussent aisément quand on les fait tomber de haut ou qu'on les agite : légèrement acides (1), quelquefois neutres, ou même, quoique très-rarement, alcalines, elles ont une densité de 1,007 à 1,018, c'est-à-dire inférieure à celle de l'urine normale, qui est de 1,022 à 1,025. Elles dévient à gauche le plan de polarisation.

Les moyens les plus simples et les plus sûrs de reconnaître l'albumine dans l'urine sont la chaleur et l'acide nitrique, qui agissent en la coagulant. Ces deux procédés doivent toujours être employés d'abord successivement, chacun dans un tube distinct (2).

(1) D'après les expériences de Claude Bernard, on sait que la réaction acide, neutre ou alcaline des urines est en rapport avec l'alimentation, de telle sorte que par une alimentation azotée on rend acide l'urine des herbivores, et inversement on rend alcaline celle des carnivores par un régime exclusivement végétal.

(2) Si l'on commence par traiter l'urine albumineuse par l'acide, en laissant tomber deux ou trois gouttes d'acide dans le tube, et qu'on chauffe, on n'obtient plus de précipité par la chaleur. Cela tient à ce que des phosphates s'étant décomposés, une certaine quantité d'acide phosphorique est devenue libre et maintient l'albumine en dissolution lorsqu'on vient à la chauffer. (L. Beale, *De l'urine*, trad. franç., p. 236.)

Pour mettre bien en évidence une faible proportion d'albumine, il faut d'abord la chauffer jusqu'à l'ébullition ; si le précipité est très-léger, il peut très-bien passer inaperçu, et alors il faut le comparer à un tube contenant l'urine non chauffée.

Lorsque l'urine contient à la fois des urates qui la troublent et de l'albumine, on remplit un tube à moitié, et on le chauffe près de la surface libre du liquide, en tenant le tube par sa partie inférieure. On obtient ainsi trois couches : l'une supérieure d'*albumine coagulée*, une couche moyenne transparente renfermant les *urates dissous* par la chaleur, et enfin, à la partie inférieure du tube, l'urine froide *troublée* par les urates.

La chaleur seule fait souvent apparaître un précipité plus ou moins abondant de phosphates terreux. Pour être sûr que ce n'est pas là de l'albumine, on ajoute quelques gouttes d'acide acétique qui dissout immédiatement les phosphates. Il ne faut pas se servir, pour cette épreuve, d'acide nitrique, car celui-ci dissoudrait avec la même facilité un précipité léger d'albumine.

Une petite quantité d'albumine précipitée par la chaleur, et traitée à chaud par l'acide nitrique, se redissout généralement en donnant lieu à une coloration rouge.

Dans une urine alcaline, la chaleur ne précipite pas l'albumine.

L'acide nitrique employé pour coaguler l'albumine doit être versé lentement, goutte à goutte, car, si l'on agit sans ménagement, un précipité faible sera redissous par un excès d'acide.

L'acide nitrique peut, en décomposant les urates, donner un précipité d'acide urique qui ferait illusion à première vue; dans ce cas, le précipité d'acide urique disparaît par la chaleur.

Dans les cas où l'albumine existe en assez grande quantité, on obtient un précipité nuageux ou floconneux très-manifeste par l'emploi de la chaleur et de l'acide nitrique isolés d'abord, puis combinés.

L'albumine peut encore être mise en évidence par l'alcool qui coagule en même temps l'albuminose (Mialhe), par une solution préparée avec une partie de mercure et deux parties d'acide nitrique d'une densité de 1,41 (Neubauer et Vogel,

Jaccoud) : ce réactif donne à une température de 60 à 100 degrés une coloration d'un rouge intense.

La recherche quantitative de l'albumine sera faite par la méthode des pesées ou par le polarimètre albuminomètre dont les résultats sont moins précis (1).

Un procédé très-simple, souvent employé en clinique, et sur les avantages duquel insiste spécialement M. Gubler, consiste à verser de l'acide nitrique dans un verre à expérience aux trois quarts rempli d'urine. On fait couler l'acide le long des parois du verre, et l'on obtient une série de zones distinctes qui sont : au fond du vase l'acide nitrique, au-dessus une zone diversement colorée, surmontée d'une couche dans laquelle se trouve le précipité albumineux. Enfin, au-dessus se trouve l'urine normale partagée en son milieu par un diaphragme blanchâtre d'acide urique mis en liberté.

La quantité de l'albumine rendue en vingt-quatre heures par les urines varie beaucoup. Dans les cas de maladie de Bright chronique, elle peut atteindre 6 à 12 grammes (Frerichs) et même 23,8 gr. (Schmidt).

Examen microscopique. — Les urines albumineuses recueillies dans un verre à expérience et abandonnées à elles-mêmes laissent généralement déposer un sédiment plus ou moins abondant. On examine au microscope ces particules solides que leur poids entraîne au fond du verre.

Les éléments qu'on trouve habituellement, quand on les y cherche avec persévérance, sont les cylindres hyalins exsudés dans l'intérieur des tubuli et les dépouilles d'épithélium provenant de la même origine.

(1) Nous ne pouvons entrer ici dans tous les détails relatifs à la recherche qualitative et quantitative de l'albumine : nous n'avons indiqué avec détails que l'analyse qualitative la plus habituellement employée en clinique. Le dosage de l'albumine se fait de la façon suivante : On coagule par la chaleur, on filtre, on dessèche et l'on pèse le coagulum. On le fait ensuite brûler dans un creuset et l'on diminue du poids obtenu le poids des cendres qui représentent les sels. Nous renvoyons, pour tout ce qui a trait à l'analyse des urines, au livre de L. Beale (*De l'urine*, trad. franç. par Ollivier et Bergeron), et au traité de Neubauer et Vogel (*Analyse des Harns*, 1863).

Ces exsudats et dépouilles sont différents les uns des autres, et bien qu'on ne puisse pas faire d'une façon absolue de leurs variations le miroir de l'état anatomique du rein, cependant ils n'en ont pas moins une importance capitale au point de vue du diagnostic.

a. Dans un grand nombre d'urines normales, on rencontre des cylindres très-pâles (1), formés d'une matière finement granuleuse et qui sont mal limités à leurs bords. Ils tiennent souvent en suspension des cellules rénales et des globules de pus. Funke, qui les a représentés (*Atlas*, pl. XVII, fig. 4), les regarde comme formés par de la mucine.

Les cylindres hyalins se distinguent des précédents en ce que leurs bords sont bien arrêtés et se dessinent par une ligne nette. Leur présence en quantité notable dans le dépôt de l'urine permet toujours d'affirmer le diagnostic de la néphrite albumineuse.

Leur recherche devra être faite d'abord avec un petit grossissement (100 diamètres), ce qui permet d'analyser à la fois une plus grande quantité d'urine qu'avec un fort grossissement. Il faut aussi les examiner sans recouvrir la gouttelette d'urine avec un verre mince. Lorsque, en effet, on appuie le petit verre sur la gouttelette d'urine, les cylindres glissent entre les deux plaques de verre et on ne les retrouve plus sous la lamelle.

Ces cylindres sont formés d'une matière transparente, homogène, de nature protéique (voy. p. 22). Ils sont droits ou contournés en spirale, à bords parallèles. Leur longueur est variable ; ils peuvent atteindre 1 millimètre et plus. Leur largeur est très-variable, de 0,015 à 0,040 et même plus, ce qui est en rapport avec la différence de diamètre des tubes contournés et des tubes droits, suivant qu'on examine ces derniers à la base des pyramides ou à leur sommet. Ceux qu'on

(1) Ch. Robin, dans un mémoire où il décrit les lésions de la maladie de Bright sous le nom d'*epithelioma* du rein (sur l'*epithelioma du rein, Gazette des hôpitaux*, 1855), fait remarquer avec juste raison que les cylindres peuvent se montrer à l'état normal, et il insiste sur leur nature chimique en critiquant l'opinion de ceux qui les regardent comme composés de fibrine.

trouve dans l'urine proviennent surtout, selon toute probabilité, des tubes droits, car les tubes de Henle paraissent bien étroits pour laisser passer ceux qui se forment dans la substance corticale (voy. p. 4).

Les extrémités des cylindres hyalins sont marquées par une cassure nette, et souvent ils présentent à leur surface des fêlures transversales.

L'acide acétique les attaque difficilement, mais ils se dissolvent dans la potasse.

Dans les albuminuries passagères, les cylindres sont généralement plus pâles, plus mous, plus faciles à attaquer par les réactifs, que dans les formes chroniques de la maladie de Bright. Mais cependant il ne faudrait pas attribuer une grande valeur à ce signe envisagé isolément, car, ainsi que nous l'avons vu dans l'anatomie pathologique de la maladie de Bright chronique, on y trouve à la fois les diverses phases de l'altération des tubuli.

Les cylindres hyalins des formes chroniques de la maladie de Bright sont plus denses, moins faciles à écraser ; ils fixent aussi bien mieux les matières colorantes, telles que la solution iodée et le carmin.

Les cylindres très-réfringents, généralement larges, à bords ombrés, à reflet jaunâtre, ne s'observent guères que dans les formes les plus invétérées de la néphrite albumineuse.

Des cylindres offrant la réaction de la substance amyloïde ont été indiqués par plusieurs auteurs. Nous avons vu, de notre côté, tous les cylindres des formes chroniques de la maladie de Bright se colorer par l'iode, mais nous n'avons pas pu obtenir la réaction spéciale de cette substance avec l'acide sulfurique.

Ces cylindres entraînent généralement à leur surface des cellules épithéliales des tubuli, réduites le plus souvent elles-mêmes à un petit bloc colloïde. Les cellules sont souvent granuleuses et le cylindre peut être même entouré, sur toute sa surface, par une écorce de granulations graisseuses. Ce dernier cas ne s'observe que dans un âge avancé de la néphrite albumineuse.

Dans une même urine, on peut trouver toutes ces nuances.

Les cylindres, au lieu d'être constitués par une matière homogène hyaline, peuvent être formés d'une masse granuleuse de nature protéique et graisseuse.

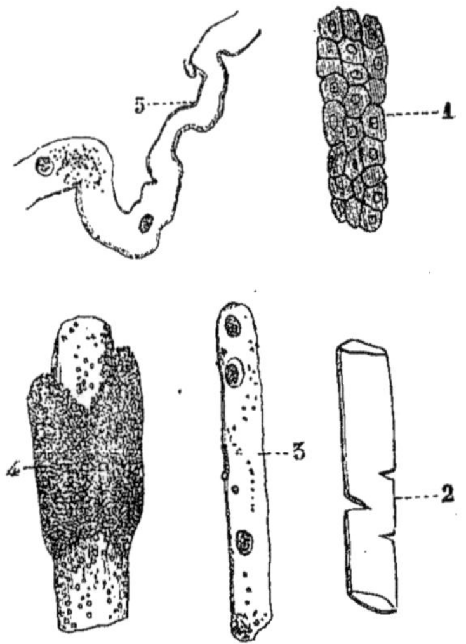

Fig. 16.— Cylindres hyalins dans la néphrite albumineuse. 1, cellules du rein desquamées et entraînées par l'urine; 2, cylindre hyalin avec des cassures sur les bords; 3, cylindre ayant entraîné à sa surface des fragments de cellules; 4, cylindre hyalin recouvert de granulations graisseuses.

Les cylindres granulo-graisseux sont l'apanage presque exclusif de l'empoisonnement par le phosphore; peut-être les rencontrera-t-on aussi dans les empoisonnements qui agissent de la même façon.

Les cylindres hyalins peuvent accidentellement montrer à leur surface des granulations d'urate de soude, des cristaux de phosphates, ou d'oxalates, ou d'acide urique.

Les cellules épithéliales provenant du rein se montrent ou sur les cylindres, ou libres, ou réunies et conservant la forme de la surface interne des tubuli rénaux. La présence de ces dernières a une assez grande valeur au point de vue du diagnostic de la néphrite albumineuse.

Les cellules épithéliales de la vessie, des calices et du bassinet se rencontrent avec les éléments précédents et des globules de pus dans certains cas. Ces derniers n'ont de valeur que par leur nombre.

Lorsque la néphrite albumineuse est compliquée d'ictère et de la présence de pigment biliaire dans le rein, on trouve des cylindres et des cellules épithéliales plus ou moins colorées par le pigment biliaire.

Pour résumer la valeur séméiologique des cylindres hyalins sortis des tubes urinifères, nous dirons que leur présence en grande quantité confirme le diagnostic de néphrite albumineuse; que leurs caractères différents peuvent porter à penser qu'on a affaire à l'une ou à l'autre des variétés de la maladie de Bright, mais que par ce seul signe on ne peut pas préciser la forme de la maladie de Bright d'une façon absolue.

Lorsque les urines albumineuses contiennent du *sang*, leur couleur est plus ou moins rosée ou brune (1). Le dépôt montre alors habituellement des globules rouges auxquels le liquide urinaire a fait subir une série de modifications spéciales sur lesquelles nous ne pouvons insister ici. En même temps existent des cylindres composés par de la fibrine fibrillaire ou granuleuse et contenant souvent dans leur intérieur des globules rouges. Ces faits, qu'on observe dans tous les cas de congestion intense des reins, avec rupture des capillaires ou tout simplement avec sortie des globules sans rupture des vaisseaux, se montrent au début des néphrites ou à plusieurs reprises dans leur cours.

Il est essentiel, au point de vue du diagnostic de la néphrite albumineuse, de distinguer les cas où le précipité albumineux donné par la chaleur et l'acide provient tout simplement de l'albumine d'une hématurie ou d'une congestion rénale, et de ne pas le confondre avec une albuminurie vraie. Dans le cas

(1) D'après Jaccoud, la matière colorante du sang pourrait apparaître seule, sans globules, sans hématurie et à la suite d'une dissolution des globules du sang. Le précipité albumineux obtenu par l'acide nitrique et la chaleur est alors d'un rouge brun. Telle est l'albuminurie globulaire de Jaccoud qui se confond avec l'état de l'urine dans l'ictère hémaphéique de Gubler.

de congestion simple ou d'hématurie, la quantité de l'albumine est proportionnelle à celle du sang et disparaît avec lui. La chaleur et l'acide nitrique produisent un précipité brunâtre.

Lorsque la congestion rénale et l'hématurie annoncent le début d'une albuminurie vraie, l'urine contient des cylindres hyalins, et bientôt l'urine redevient claire quoiqu'elle continue à être chargée d'albumine.

Il faut aussi ne pas confondre avec l'albumine due à une néphrite celle qui provient d'une suppuration des voies urinaires, blennorrhagie, cystite, pyélite. Dans ces cas, la grande quantité du pus, la présence de filaments et de concrétions filamenteuses muqueuses ou fibrineuses contenant elles-mêmes des globules pyoïdes, mettront sur la voie d'un diagnostic bien facile habituellement dès qu'on recherchera les autres signes propres à ces affections diverses.

HYDROPISIES.

Les hydropisies, dans leurs localisations spéciales et leurs symptômes, seront étudiées à propos des diverses espèces de néphrite où on les observe, mais dans cet exposé des symptômes communs aux néphrites albumineuses, nous devions nous demander quelle est la relation des hydropisies avec la déperdition de l'albumine, avec l'état du sang et du rein, et quelle en est l'explication rationnelle.

On n'observe pas ce symptôme dans les néphrites passagères, si ce n'est dans la néphrite de la scarlatine et des femmes en couches ; mais, d'un autre côté, on ne l'observe pas non plus toujours dans la néphrite chronique, même dans certains cas où la quantité d'albumine perdue par les urines est considérable.

L'hydropisie est en général consécutive à une albuminurie chronique assez considérable, et l'on conçoit alors que l'hydrémie puisse être sa cause efficiente (Frerichs).

Mais si l'anasarque de la scarlatine et de la grossesse suit l'albuminurie (Rayer, Rilliet et Barthez, Blot), d'un autre côté, l'anasarque peut venir sans albuminurie dans les mêmes conditions (Blache). Gubler a observé l'œdème sous-cutané et pulmonaire précédant l'albuminurie dans plusieurs cas d'albuminurie aiguë consécutive à des refroidissements brusques. Gubler admet que l'exhalation séreuse dans les mailles du tissu connectif sous-cutané s'opère par un travail actif de ce tissu, analogue à celui qui se passe dans les reins et soumis aux mêmes conditions causales. Frerichs explique ces faits d'anasarque par la paralysie des vaisseaux, due à l'impression du froid sur la peau.

Il reste encore bien des inconnues à résoudre dans la pathogénie de l'œdème albuminurique, et bien que la diminution de l'albumine du sang nous paraisse être sa cause efficiente la plus rationnelle, cependant nous ne devons pas nous dissimuler qu'elle est impuissante à l'expliquer dans tous les cas.

Les épanchements eux-mêmes sont constitués par une sérosité qui contient de l'albumine en proportion variable, suivant les points où elle est déposée (Schmidt), et une grande quantité de matières excrémentitielles et d'urée.

URÉMIE.

Les urines albumineuses contiennent habituellement moins d'*urée* qu'à l'état normal. C'est là un des faits les plus importants qui résultent des lésions du rein dans les néphrites albumineuses. Le poids maximum de cette substance éliminée normalement par les urines étant de 33 grammes pour 1000 et son minimum de 12 grammes, 30 grammes en moyenne dans les vingt-quatre heures, elle tomberait à 10 grammes et même à 5 ou 6 grammes p. 1000. De plus, l'acide urique et les sels diminueraient dans les urines albumineuses en proportion. Comme dans ces cas se manifestent assez souvent des symptômes nerveux comateux ou convulsifs, indiqués déjà par Rayer, Bright et Addison, et des troubles gastriques, on les mit sur le compte d'une intoxication du sang produite par l'urée, d'où le nom d'*urémie*. Plus tard, Frerichs attribua la cause des accidents, non plus à l'urée, mais au carbonate d'ammoniaque provenant de sa décomposition. Cette théorie exigeait la présence d'un ferment dans le sang.

Les nombreux travaux entrepris depuis le mémoire de Frerichs par MM. Gallois, Hammond, Treitz, Richardson, Oppler, Sée, Jaksch, Petroff, et résumés dans l'excellente thèse de A. Fournier (1) sur ce sujet, s'ils nous ont appris bien des détails intéressants sur le côté clinique de la question, sont loin d'en avoir éclairé la pathogénie. Si une altération du sang causée par la rétention d'éléments multiples paraît démontrée à M. Fournier, il ajoute comme conclusion que cette altération chimique du sang est encore mal définie, et que la science attend sur ce point de nouvelles recherches.

Les expériences réitérées de chimistes éminents, de Würtz et de Berthelot, ont démontré l'innocuité constante des injections d'urée dans le sang des animaux, pourvu que les doses n'en fussent pas trop massives. Bien plus, le procédé de Liebig (nitrate acide de mercure), dont on s'était servi pour doser l'urée dans le sang, est vicieux, et dans trois cas d'albuminurie avec coma et convulsions, Würtz et Berthelot n'auraient pas trouvé plus d'urée que dans toute phlegmasie fébrile (Gubler, article cité).

Les accidents dits urémiques seraient produits alors par la rétention de matières extractives inconnues (Challan, thèse de Strasbourg, 1865) dont l'élimination se fait par le rein.

Tout semble, du reste, remis en question sur ce point de la pathogénie des accidents urémiques : toute la doctrine de l'urémie est, en effet, fondée sur ce que l'urée existe toute formée dans le sang et que le rôle du rein se borne à l'éliminer. Or, cette base même de la théorie n'est pas démontrée d'une façon absolue.

Quoi qu'il en soit, il est certain que le sang est modifié, dans certains cas d'accidents nerveux ou autres, par la rétention de produits qui devraient normalement être éliminés sous forme d'urée. Nous pouvons rapprocher de ces faits l'expérience de Cl. Bernard, dans laquelle l'irritation du rein détermine un changement de couleur dans la veine rénale : quand le rein ne fonctionne pas, le sang de la veine rénale en sort noir, au lieu d'être rouge. Ce fait, applicable à la pathogénie de l'urémie,

(1) A. Fournier. — *Thèse d'agrégation de Paris*, 1863.

doit entrer aussi en ligne de compte dans les accidents consécutifs à la néphrite simple.

Quelle que soit l'incertitude qui règne sur la genèse de l'urémie, elle n'en constitue pas moins un ensemble d'états cliniques bien déterminés.

Les accidents sont de trois sortes (1) : les uns affectent le système nerveux (*urémie cérébrale*); les autres, l'appareil digestif *urémie gastro-intestinale*); d'autres enfin jettent le trouble dans les organes de la respiration et de la circulation (*urémie dyspnéique*).

Précédée ou non de prodromes tels que céphalalgie et amblyopie, la *forme comateuse* de l'urémie cérébrale peut débuter brusquement par le coma et se terminer rapidement par la mort. « Le coma varie d'intensité : le plus souvent il n'est qu'incomplet ; on peut encore réveiller le malade en l'excitant, et même parfois obtenir de lui quelques réponses. D'autres fois le coma est si profond que le malade reste insensible à toutes es excitations. Cela est d'un pronostic très-funeste, et M. Lasègue remarque que cette forme est presque toujours mortelle, tandis que la première peut n'être que transitoire et laisser des espérances.

Le coma peut présenter des intermissions pendant lesquelles e malade conserve un état de stupeur et d'hébétude ; de nouvelles attaques surviennent, s'accompagnent souvent de convulsions, d'un délire calme, et le malade finit par succomber brusquement.

Ces accidents peuvent se terminer par un retour graduel à la santé. Pendant la résolution absolue des membres qui accompagne la stupeur, il n'y a pas de paralysie (Lasègue, Sée).

La *forme convulsive* de l'urémie cérébrale, assez variable dans son intensité, revêt tantôt les symptômes des attaques éclamptiques, si bien connus par le tableau qu'en ont tracé les accoucheurs, tantôt ceux des convulsions épileptiformes parmi lesquelles il est tout à fait exceptionnel de rencontrer des con-

(1) Cette division et la plupart des détails suivants sont empruntés à une leçon faite récemment à l'hôpital de la Charité par M. le professeur Sée, recueillie par M. Linas, et publiée dans la *Gazette hebdomadaire* du 1er janvier 1869.

vulsions isolées de la face (Lasègue). Il est très-rare que les convulsions urémiques ne soient pas généralisées (Sée). Les attaques convulsives, plus ou moins distantes et répétées, se terminent habituellement par le coma. Généralement moins grave que la forme comateuse, la forme éclamptique se termine souvent par la guérison. C'est ainsi que dans le cours de la scarlatine, la forme éclamptique de l'urémie a donné à Rilliet et Barthez 10 guérisons sur 13 cas, et à Sée 11 guérisons sur 12.

Ajoutons que la gravité est plus grande dans la fièvre puerpérale.

Un fait curieux, c'est que les accès éclamptiques et le coma de l'urémie venus dans le cours d'une maladie de Bright, aiguë ou subaiguë, peuvent être le signal d'une amélioration qui se termine par la guérison. Tels sont les faits cités par Erlenmayer (1), Finger (2), et dont j'ai observé moi-même, pendant mon internat chez M. Hérard, un exemple très-remarquable publié dans la thèse de M. Patay (3).

Dans certains cas, la marche de l'urémie est si rapidement fatale, qu'on peut la caractériser du nom de *foudroyante.*

Au lieu de ces symptômes suraigus, les malades peuvent ne ressentir qu'un peu de faiblesse et d'apathie intellectuelle, une sorte d'engourdissement et de dépression des puissances nerveuses, des douleurs de tête simulant la migraine, des troubles de la vision sans lésion matérielle des milieux ou des membranes de l'œil, des vertiges (forme *vertigineuse* de l'urémie, Sée).

La *forme délirante* est rare; elle peut se montrer avec le caractère de la manie aiguë. « Le cas le plus exceptionnel que je puisse citer, dit M. Lasègue, est celui d'un homme affecté d'une albuminurie subaiguë qui, se croyant en querelle avec ses enfants, voulait à toute force sortir pour se réconcilier ou pour aller à ses affaires. On fut obligé de recourir à l'emploi de la camisole. »

L'*urémie dyspnéique* est caractérisée par des troubles graves de la circulation offrant la plus grande analogie avec ceux que

(1) *Journal de Prague*, 1846.

(2) *Journal de Prague*, 1847.

(3) *De l'urémie*, thèse de Paris, 1865.

présentent les asthmatiques et les malades affectés d'une lésion cardiaque. Cette gêne de la respiration, que rien n'explique du côté du poumon et du cœur, peut se terminer au bout de quelques heures par un coma mortel. Dans quelques cas, cette dyspnée coïncide avec une inspiration sifflante et une raucité de la voix telle que la trachéotomie a été pratiquée deux fois en pareille circonstance (Christensen). M. Sée a insisté sur cette forme (1) dans ses remarquables leçons sur l'urémie.

M. A. Fournier me dit avoir vu un cas d'urémie à forme dyspnéique primitive (communication orale) dans lequel les phénomènes de dyspnée précédèrent tous les autres symptômes (2).

Les accidents de l'*urémie gastro-intestinale*, l'inappétence, les vomissements, la diarrhée, qui accompagnent souvent les phénomènes cérébraux que nous venons d'indiquer, peuvent aussi les précéder, en être des prodromes, les annoncer au médecin attentif. Ils peuvent aussi exister seuls.

L'inappétence est habituelle; elle va souvent jusqu'au dégoût, elle s'accompagne d'enduits blanchâtres de la langue et de nausées.

Le vomissement est un symptôme très-important et fréquent. Il est essentiel de ne pas le prendre pour une indigestion simple. Il se produit et se répète, même lorsque la digestion se fait bien. D'après Frerichs, la matière vomie est alcaline, et l'on y rencontre du carbonate d'ammoniaque.

Une diarrhée souvent très-abondante et colliquative déterminant même parfois des ulcérations de la muqueuse (Treitz) et des phénomènes pseudo-dysentériques, tels sont les phénomènes urémiques qui s'observent du côté de l'intestin.

Dans les formes lentes de l'urémie dominent les troubles des sens et surtout de la vue, une langueur somnolente : ces sym-

(1) Consultez aussi deux observations d'urémie à forme dyspnéique, publiées par Hérard, *Société médicale des hôpitaux*, 9 août 1867.

(2) Notre cadre ne nous permettant pas de traiter ce sujet avec tous les développements qu'il comporte, nous renvoyons le lecteur désireux de les compléter à la thèse de M. Fournier, aux leçons cliniques de M. Jaccoud et à la thèse de M. Rommelaere. Bruxelles, 1867.

ptômes peuvent s'aggraver à un moment donné et se terminer par l'invasion des symptômes des formes aiguës.

D'autres accidents symptomatiques de l'urémie, par exemple les épistaxis [Charcot, A. Fournier (1)], des hémorrhagies par d'autres voies, peuvent attirer exclusivement l'attention.

Il est essentiel de ne pas confondre l'*urémie* qui est toujours le résultat et la conséquence de lésions rénales, avec les symptômes propres à la rétention et à la résorption urineuse, à l'*ammoniémie* (Treitz), et nous devons donner ici le parallèle de ces deux états. La première est un accident dans le cours des néphrites brightiques, la seconde, l'ammoniémie, est une des terminaisons possibles des néphrites interstitielles, surtout de celles qui, venant à la suite de calculs rénaux ou vésicaux, de tumeurs du petit bassin, de cystite chronique, etc., empruntent leur gravité au fait du séjour prolongé de l'urine dans ses conduits et réservoirs naturels.

« La condition anatomique et fondamentale de sa production n'est plus une altération des éléments sécréteurs des reins ; c'est une lésion de l'appareil excréteur, calices, bassinets, uretères, vessie ou prostate.

» L'urine incomplétement excrétée, et retenue en partie dans la vessie, par exemple, irrite la membrane muqueuse de cet organe, et y détermine une hypersécrétion de mucus ou de muco-pus. Au contact de ces liquides pathologiques, le liquide urinaire se décompose, l'urée est transformée en carbonate d'ammoniaque; celui-ci résorbé va infecter le sang et les tissus.

» Au premier abord, les symptômes de l'ammoniémie peuvent en imposer pour ceux de l'urémie lente. Et c'est ici qu'il importe de poser nettement les caractères différentiels des deux maladies.

» Dans l'urémie, les urines ne peuvent contenir aucun principe étranger ; et si elles en renferment un, c'est constamment de l'albumine. Dans l'ammoniémie, on peut trouver quelque-

(1) *Bulletins de la Société médicale des hôpitaux de Paris*, t. I, 2e série, p. 254. — *Note sur deux cas d'urémie.*

fois de l'albumine dans les urines, mais on y trouve en même temps et toujours du mucus ou du pus.

» A un moment donné de la maladie de Bright, il se produit fatalement une hydropisie, qui va se généralisant et aboutit à l'anasarque. L'hydropisie, au contraire, est exceptionnelle dans l'ammoniémie : ou, si elle survient, par extraordinaire, elle reste bornée aux membres inférieurs.

» Les urémiques sont sujets aux vomissements, à la diarrhée et à des troubles respiratoires ; leur langue et leur bouche restent habituellement humides et nettes, ainsi que les muqueuses laryngée et oculaire ; la peau est lisse, blanche et souple, sans aucune odeur spéciale. Point de fièvre ; nulle perturbation dans les actes de la circulation. Mais chez eux la vue s'altère, les forces s'affaiblissent, des phénomènes convulsifs ou comateux se manifestent : l'intelligence s'obscurcit et s'éteint.

» Rien de semblable chez les ammoniémiques. Ici, point de vomissements, ou très-rarement ; de la constipation au lieu de diarrhée ; la langue est aride, raboteuse, couverte souvent d'un enduit fuligineux ; les muqueuses de la bouche, du larynx, du nez et des yeux se dessèchent et prennent un aspect parcheminé ; la peau devient sèche aussi, terne et grisâtre ; elle répand, ainsi que l'haleine, une odeur urineuse ou ammoniacale prononcée. La respiration est intacte ; mais la circulation se trouble, des frissons surviennent, la fièvre dite *urineuse* s'allume, une chaleur mordicante se développe sur tout le corps ; les tissus et les organes s'atrophient, l'amaigrissement se prononce de plus en plus, et les malades prennent un tel aspect cachectique, qu'ils paraissent atteints de quelque lésion organique.

» Enfin, chez ces malades, à l'inverse de ce que l'on remarque chez les urémiques, l'intelligence reste saine et conserve souvent sa lucidité jusqu'au dernier moment.

» Ainsi a succombé notre illustre Berryer » [Sée (1)].

(1) Leçon faite par M. Sée à l'hôpital de la Charité, et recueillie par M. le docteur Linas (*Gazette hebdomadaire*, 1er janvier 1869).

TROUBLES DE LA VISION. — AFFECTIONS DU SYSTÈME NERVEUX.

L'amaurose albuminurique signalée par tous les auteurs depuis Bright, a été surtout envisagée d'une façon spéciale par Simpson, Landouzy, Michel Lévy, Lecorché (1), et par tous les oculistes, Follin, Wecker, Schweigger, etc.

Ces troubles de la vision sont l'amblyopie et la diplopie, compliquées quelquefois d'exophthalmie, de strabisme, de prolapsus des paupières.

L'examen à l'ophthalmoscope ne laisse aucun doute sur les lésions qui existent en pareil cas dans la rétine et sur leur nature. Elles sont si accusées et si bien caractéristiques de la maladie de Bright, que le seul examen fait à l'ophthalmoscope par un homme de l'art permet d'affirmer l'origine de la lésion. Tel a été souvent le point de départ de la recherche de l'albumine et de la découverte de la maladie principale. C'est dans ce sens qu'on doit entendre le nom d'amaurose prémonitoire de l'albuminurie, car la lésion de l'œil n'est pas un symptôme précurseur, mais au contraire tardif dans la maladie de Bright.

On voit à l'examen de la rétine de petits points rouges ecchymotiques ou blanchâtres, qui se trouvent autour de la papille et affectent d'habitude la même distribution que les vaisseaux rétiniens. Les points rouges sont de petits épanchements de globules sanguins, les taches blanchâtres ou jaunâtres, opaques, révélées par l'ophthalmoscope, sont des dépôts de granulations

(1) Voici, d'après la thèse de M. Lecorché (*De l'altération de la vision dans la néphrite albumineuse.* Paris, 1858), le degré de fréquence des troubles visuels dans les relevés des maladies de Bright. Ils sont, d'après :

Bright, dans le rapport de	4	à	87
Landouzy	—	13	à	25
Malmsten	—	11	à	24
Abeille	—	1	à	5
Frerichs	—	6	à	22
Avrard	—	5	à	5
Wagner	—	15	à	157
Lecorché	—	7	à	17

graisseuses et de corps granuleux. Ces lésions, sur lesquelles nous ne pouvons insister, siégent d'habitude dans la couche d'épanouissement des filets du nerf optique (1).

L'amaurose affecte généralement les deux yeux; elle est sujette à des alternatives de rémission ou d'aggravation; ordinairement fugitive et temporaire, comme sa cause, qui consiste en petits épanchements sanguins et leurs suites, elle peut cependant devenir permanente et incurable.

Ces symptômes, quoique liés à l'albuminurie, ne sont pas du tout en rapport avec les variations de l'albumine dans l'urine. (Lorain.)

Les autres affections du système nerveux qu'on a considérées comme conséquences de l'albuminurie : paralysies, névralgies, surdité, signalées par Bright, Simpson, etc., ne sont pas aussi bien établies comme ayant un rapport direct avec l'albuminurie et comme indépendantes de l'urémie. Cependant nous citerons le relevé de faits semblables publié par Fletwood Churchill, et se rapportant à la grossesse (2). « Sur 34 cas de paralysie, il note 17 cas d'hémiplégie complète, 1 d'hémiplégie partielle, 4 de paraplégie, dont 2 avec paralysie d'une seule jambe, 6 de paralysie faciale, 3 d'amaurose et 3 de surdité. Quelques-unes de ces paralysies étaient consécutives à l'éclampsie; mais il y en a eu qui sont survenues sans convulsions, et l'albumine existait dans tous ces cas. Ces états morbides, qui se montrent surtout dans la grossesse, sont donc liés à l'albuminurie et peuvent servir à la diagnostiquer en même temps qu'ils ont une valeur pronostique considérable. » Nous étudierons bientôt les rapports de l'hémorrhagie cérébrale avec l'albuminurie.

(1) On consultera surtout à ce sujet l'excellent travail de M. Schweigger, *Ueber die Amblyopie*, etc. (*Archiv f. Augenhlk.*, t. VI, p. 295).

(2) Valleix, 5e édition par Lorain, t. IV, p. 447.

HYPERTROPHIE DU CŒUR CONSÉCUTIVE A LA NÉPHRITE ALBUMINEUSE.

Indépendamment des troubles précédemment décrits qui résultent d'une modification dans la crase du liquide sanguin consécutive aux néphrites albumineuses, il en est qu'on a rapportés à un trouble mécanique simple de la circulation : telle est en particulier l'hypertrophie du cœur.

Nous n'avons nullement en vue ici les maladies organiques du cœur primitives qui, ainsi que nous l'avons relaté à plusieurs reprises, sont elles-mêmes causes de diverses espèces de néphrites interstitielles et albumineuses. Les affections cardiaques, venues sous l'influence de la même cause, refroidissement, rhumatisme, etc., qui détermine la néphrite albumineuse, ne peuvent pas non plus entrer en ligne de compte dans ce chapitre. Il ne s'agit maintenant que de celles qui suivent les néphrites albumineuses, et nous ne devons tenir compte que des hypertrophies du cœur et spécialement des hypertrophies du ventricule gauche sans lésions valvulaires.

Rien n'est plus commun que la coïncidence pure et simple d'hypertrophie cardiaque et de néphrite albumineuse d'après les relevés d'autopsies.

En réunissant les 100 autopsies de Bright aux 292 de Frerichs, et aux 114 de Rosenstein, on arrive à un total de 506 cas avec autopsie. Sur ce nombre, l'hypertrophie du cœur est notée 177 fois; de ces derniers 83 sont compliqués de lésions valvulaires, et 94 ne présentent qu'une hypertrophie simple. La proportion est de 18,57 hypertrophies simples du cœur sur 100 maladies de Bright. Mais si l'on tient compte des lésions brightiques arrivées à l'atrophie, on trouve alors (Traube) 93 cas d'hypertrophie sur 100. Aussi, Jaccoud (1) et Castellanos (2) rapportent-ils, avec Traube, cette hypertrophie à une maladie de Bright arrivée à son stade d'atrophie.

Il y a certainement une liaison évidente entre l'hypertro-

(1) *Clinique médicale*, p. 611, 1867.

(2) Hypertrophie du ventricule gauche à la dernière période de la maladie de Bright. Thèse. Paris, 1868.

phie cardiaque et l'atrophie rénale : mais il faut toujours se défier des statistiques, parce qu'en présentant des chiffres bruts, elles ne peuvent faire entrer en ligne de compte tous les éléments d'un problème donné. Un élément bien important dans cette question, c'est l'âge des malades et l'existence de lésions athéromateuses. Or on sait combien est fréquente, et presque physiologique, l'hypertrophie sénile du cœur qui se lie à des athéromes artériels : nous avons vu précisément que, dans ces cas, les reins sont le plus souvent atrophiés. Que les athéromes des artères rénales entrent alors pour leur part dans la production de l'hypertrophie cardiaque, rien de mieux, mais qu'on subordonne l'athérome de l'aorte et l'hypertrophie du cœur à la lésion des artérioles rénales, c'est ce qui est inadmissible. Malheureusement la statistique n'entre pas dans tous ces détails.

L'hypertrophie cardiaque de la maladie de Bright a été expliquée par la gêne de la circulation rénale. Les artérioles et les capillaires plus ou moins dégénérés et athéromateux s'opposeraient au cours du sang, le cœur serait forcé de lutter contre cet obstacle, et le ventricule gauche, obligé de dépenser une plus grande énergie de contraction, présenterait à la fois une dilatation et une hypertrophie de ses parois.

Cette explication est séduisante par sa simplicité, mais on a trouvé (Bamberger, Rosenstein) des hypertrophies simples avec une maladie de Bright récente, dans laquelle les vaisseaux étaient intacts. On peut invoquer dans ces cas la congestion rénale due à la maladie même du rein, qui oppose un obstacle à la pression cardiaque. De plus il est probable que les causes de cette hypertrophie sont complexes, et il est possible qu'elles tiennent, comme l'a indiqué Bright, à un stimulus particulier du sang sur le cœur et à une augmentation de pression dans la circulation des capillaires périphériques.

Au point de vue clinique, il sera souvent impossible, en face d'une albuminurie ancienne et intense, avec lésions cardiaques, de savoir lequel des deux organes, du cœur ou du rein, a été pris le premier; on ne pourra avoir une connaissance de l'enchaînement des lésions que pour les avoir vues se développer sous ses yeux; il ne sera permis de supposer que l'affection cardiaque est consécutive que lorsque le cœur hypertrophié ne donnera à l'auscultation aucun signe de lésion valvulaire.

Au point de vue du pronostic, l'hypertrophie cardiaque est une lésion qui atténue jusqu'à un certain point la difficulté de la circulation rénale et périphérique, mais l'hypertrophie est elle-même une maladie, et une cause de maladies du cœur. Qu'une complication du côté du poumon survienne, l'hypertrophie cardiaque entrera pour une grande part dans la gravité du pronostic.

INFLAMMATIONS CONSÉCUTIVES A LA NÉPHRITE ALBUMINEUSE.

Les nombreuses inflammations qui font partie du cortége symptomatique des néphrites albumineuses se localisent essentiellement sur les séreuses et sur le poumon; nous ne tenons compte ici que des inflammations consécutives à la néphrite.

Les bronchites et l'œdème du poumon propres à la maladie de Bright sont si communs au début, ou dans le cours de la maladie, qu'ils font partie intégrante de ses symptômes.

La pleurésie, la péricardite, la péritonite, sont moins fréquentes, mais s'observent assez souvent dans le cours de la maladie, ou comme des accidents qui viennent précipiter la terminaison fatale.

Le relevé des autopsies de Frerichs donne les chiffres suivants, sur 292 cas :

Pneumonie	27 fois.
Pleurésie	35
Péritonite	33
Péricardite	13

Les 114 autopsies de Rosenstein donnent :

Pneumonie	20 fois.
Pleurésie	19
Péritonite	10
Péricardite	5
Inflammation du médiastin	3

Ces affections ne diffèrent pas anatomiquement, dans la maladie de Bright, de ce qu'elles sont dans leurs formes aiguës. Ainsi ce sont des pneumonies fibrineuses, lobaires, des pleurésies, des péricardites, des péritonites séro-fibrineuses, quelquefois avec un exsudat hémorrhagique entre les fausses membranes. Ces différentes inflammations des séreuses sont quelquefois même simultanées ; elles peuvent succéder à l'inflammation aiguë des organes qu'elles recouvrent. L'autopsie de Brunetti (p. 50) montrait réunies une pleurésie double, une péritonite et une congestion hémorrhagique du gros intestin.

La cause de ces complications doit être cherchée dans l'altération profonde du sang et dans l'état de l'organisme tout entier, aussi bien que dans les congestions et dans les obstacles mécaniques à la circulation sanguine.

Les symptômes de ces inflammations aiguës et très-étendues, par exemple, lorsque les deux plèvres sont enflammées à la fois, ne se caractérisent pas par une expression réactionnelle fébrile et douloureuse comparable à ce qui a lieu dans les mêmes affections idiopathiques. Ce fait commun à toute inflammation secondaire trouve là son application bien frappante. On observera pendant la vie des pleurésies presque latentes qui peuvent guérir, avec lesquelles le malade vivra longtemps, et qui à l'autopsie ne diffèrent pas de la pleurésie aiguë ordinaire. Les symptômes généraux de la péricardite peuvent de même être latents ; mais les symptômes locaux fournis par l'examen direct seront toujours suffisants pour assurer le diagnostic, et si la fièvre ne se manifeste pas par des symptômes inflammatoires, elle échappera difficilement au clinicien qui tient un compte exact de l'élévation de la température, de l'état du pouls et de la dépression des forces.

La péritonite est une complication ultime qui détermine rapidement la mort quand elle est généralisée.

La pneumonie des albuminuriques peut, comme celle des diabétiques, se terminer par la suppuration et la gangrène. Jaccoud insiste, d'après une observation de Rosenstein, sur les différences que présenta l'urine dans un de ces cas comparé avec ceux de la pneumonie aiguë idiopathique, la densité de l'urine resta sensiblement la même, c'est-à-dire au-dessous de la normale; l'urée conserva le minimum qui caractérise la période ultime de la néphrite, bien que la quantité des urines eût diminué, tandis que la quantité des chlorures resta à peu près normale. Tous les caractères de l'urine notés dans ce fait sont opposés à ce qui se passe dans les pneumonies aiguës. La terminaison mortelle arriva par suppuration et œdème du poumon le septième jour.

HÉMORRHAGIES DANS LES NÉPHRITES ALBUMINEUSES.

Pour compléter ce qui a trait aux accidents déterminés par les altérations du système circulatoire dans les néphrites albumineuses, nous devons dire un mot des hémorrhagies. Elles sont fréquentes dans les diverses espèces de néphrite albumineuse, et elles se manifestent par des hémorrhagies cérébrales, arachnoïdiennes, par des épistaxis, des hémoptysies, des métrorrhagies, des hémorrhagies intestinales, du purpura, etc. Pellégrino-Lévy (1) a analysé sous ce rapport les observations de Bright, Rayer, Graves, Johnson, Avrard, Blot, Tardieu, Charcot, Pidoux, etc.

L'hémorrhagie figure 14 fois sur les 406 cas de Frerichs et Rosenstein.

D'un autre côté, en examinant indistinctement les malades morts d'hémorrhagie cérébrale, on trouve très-souvent des lésions rénales, et surtout les atrophies avec condensation du rein. Ainsi, sur 75 victimes d'apoplexie examinées à l'amphithéâtre de l'hôpital Saint-George, 31 avaient les reins dans un état granuleux caractérisé (Dickinson) (2). Sur 36 cas d'apoplexie fatale avec autopsie, Thomas Jones (3) a trouvé 29 fois les reins très-malades; 24 avaient les reins petits, granuleux avec diminution de la substance corticale. Dans ces deux séries de faits, il s'agit très-probablement uniquement de néphrites interstitielles chroniques, avec athérome des artères rénales, lésions qu'il était facile de prévoir dans des cas d'hé-

(1) Étude sur quelques hémorrhagies liées à la néphrite albumineuse, thèse de Paris, 1864.

(2) *Loc. cit.*, p. 133.

(3) *Papers on Apoplexy* (British med. Journal, 1862).

morrhagies cérébrales si souvent dues à la même lésion des artères du cerveau. On peut même affirmer d'avance qu'on trouverait des lésions analogues du rein chez les personnes mortes d'un ramollissement cérébral.

En somme, les hémorrhagies survenant dans le cours de la néphrite albumineuse reconnaissent des causes multiples : 1° les altérations des vaisseaux et du cœur, l'athérome artériel et l'hypertrophie cardiaque; 2° l'augmentation de la pression sanguine, à quelque cause qu'on l'attribue (embarras de la circulation rénale et périphérique) ; 3° la diminution de l'albumine et de la fibrine du sang.

§ 2. — Symptomatologie propre à chaque variété de néphrite albumineuse.

Nous venons d'exposer d'une façon générale le moyen de reconnaître l'albumine et les principaux symptômes, tels qu'hydropisies, urémie, affections du cœur, des yeux, des poumons, inflammations et hémorrhagies qui sont liés à son passage dans l'urine. Nous allons maintenant passer en revue les symptômes propres à chacune des variétés de néphrite albumineuse. C'est à propos de chacune d'elles que nous ferons son diagnostic et son pronostic, points essentiels qui ne se prêtent pas à des considérations générales, car ils varient avec chaque va-variété étiologique et symptomatologique d'albuminurie, de même qu'avec chacun des nombreux accidents que nous avons décrits dans le paragraphe précédent.

I. — Néphrite albumineuse passagère.

La néphrite albumineuse passagère présente, au point de vue des symptômes, tous les degrés, en rapport avec la diffusion et l'intensité des lésions, depuis l'état presque normal de la sécrétion urinaire jusqu'à la forme subaiguë ou chronique de la néphrite albumineuse.

Les *cas les plus légers*, ceux où un certain nombre de tubes droits seulement sont pris, où les cellules épithéliales des tubes de la substance corticale sont à peine modifiées, comme dans le typhus, la fièvre typhoïde, les fièvres infectieuses, etc., méritent à peine le nom de maladie. Ces albuminuries si légères débutent habituellement au moment où la fièvre arrive à son apogée, par exemple du quatrième au sixième jour dans la fièvre typhoïde, dans la variole à son début ou à la période de suppuration, etc. Il n'y a pas de symptômes généraux en rapport avec l'état rénal, il n'y a pas, dans ces cas, de douleur des lombes, appartenant spécialement à la néphrite, qui indiquent le catarrhe desquamatif des tubuli. Il faut même rechercher avec un grand soin et tous les jours l'albumine, pour en déceler un jour des traces qui ne tardent pas à disparaître. C'est précisément la difficulté de cette recherche et la persévérance qu'il faut y apporter, qui causent les divergences des auteurs qui mentionnent l'albuminurie des fièvres. Ainsi pour la fièvre typhoïde, tandis que Gubler trouve toujours de l'albumine, Griesinger et Murchison ne la rencontrent que dans le tiers des cas. Comme le diagnostic repose ici tout entier sur la découverte de l'albumine, nous renvoyons le lecteur au chapitre qui traite de la recherche de l'albumine, où nous avons indiqué le moyen d'en reconnaître les plus faibles quantités. Les urines contiennent alors, dans les fièvres auxquelles nous venons de faire allusion, plus de matières extractives et colorantes, et d'urée qu'à l'état normal. Il est rare qu'on y trouve du sang, mais il y a toujours avec de l'albumine des cylindres très-transparents, comme séreux ou muqueux, et des dépouilles épithéliales. Ces albuminuries cessent d'elles-mêmes au bout de un à huit jours. Mais elles s'accompagnent de dégénérescences granuleuses des cellules qui conservent encore pendant un certain temps cet état, bien qu'il ne passe plus d'albumine dans l'urine. C'est ce qu'on trouve bien souvent à l'autopsie, et il est même probable que cet état des cellules n'indique pas toujours que nécessairement il y ait eu albuminurie à un moment donné (1). On cite des

(1) On trouve cet état des cellules et du rein souvent noté dans les observations allemandes, sous le nom de *néphrites parenchymateuses*, bien qu'il n'y ait là ni trace évidente d'inflammation, ni albuminurie, mais seulement

exemples extrêmement rares où l'albuminurie de la fièvre typhoïde a été le point de départ d'une néphrite albumineuse chronique.

Le type des cas de néphrite catarrhale de *moyenne intensité* nous est fourni par exemple par l'action d'un vésicatoire sur le rein. Là, de même que dans celle qui survient à la suite de l'impression du froid ou d'un empoisonnement passager par le plomb ou de la diphthérie, l'albumine passe en plus grande abondance; on obtient d'habitude un nuage bien net, et les urines contiennent parfois des globules de sang venus du rein, ce qu'on constate en y découvrant des moules fibrineux; quelquefois même il y a de la douleur rénale, en même temps que celle due à la pyélite et à la cystite développées sous l'influence de la cantharide. Lorsque la néphrite catarrhale est bien isolée d'un autre état fébrile, comme lorsqu'elle succède à une impression de froid ou à un empoisonnement qui n'agit que sur le rein, on peut constater ainsi qu'elle donne lieu à un léger malaise fébrile et à de l'inappétence. Son pronostic est aussi extrêmement bénin, si la cause efficiente ne continue pas son action, comme cela a lieu dans l'empoisonnement saturnin amenant une cachexie.

Cependant nous devons faire des réserves justifiées par les cas extrêmement rares où l'on a vu la diphthérie ou des vésicatoires être causes déterminantes de néphrite albumineuse chronique.

Les cas d'albuminurie chronique consécutifs à l'application des vésicatoires sont assez rares pour qu'il soit intéressant d'en publier les trois exemples suivants :

M. Cunéo, professeur à Toulon, a vu un malade atteint de pleurésie aiguë, et traité par des vésicatoires répétés, être pris dans la convalescence d'une néphrite albumineuse, qui deux ans après entraînait sa mort. A l'autopsie, on trouva les lésions rénales de la maladie de Bright, le cœur était hypertrophié et la pleurésie n'avait laissé d'autres traces que des adhérences. (Communication verbale.)

un état granulo-graisseux de l'épithélium. En lisant le travail de Lehmann déjà cité, on pourra s'assurer que cet état du rein s'observe presque dans tout le cadre pathologique, et qu'il coïncide souvent avec la même lésion des cellules du foie.

Les deux observations suivantes que nous devons à l'obligeance de M. Potain nous paraissent des exemples probants d'albuminurie persistante à la suite de l'application de vésicatoires.

Obs. IV. — *Albuminurie persistante consécutive à l'application d'un vésicatoire.*

S... (Marie), âgé de vingt et un ans, maçon, né à Saint-Brieuc, avait été il y a six ans, pris dans son pays, où il était occupé comme chauffeur, d'une fièvre intermittente mal réglée. Les accès, caractérisés par un frisson de dix minutes, suivi de chaleurs et de sueurs très-abondantes avec céphalalgie intense, survenaient toujours vers le milieu de la journée, et se reproduisaient à des intervalles très-irréguliers de un à trois, et même huit jours. Traitée à plusieurs reprises par le sulfate de quinine, mais incomplétement guérie, cette fièvre ne cessa définitivement qu'au bout de quatre ans. Il y a deux ans S... eut à son arrivée à Paris une fluxion de poitrine qui ne laissa à sa suite aucun malaise. Depuis il n'avait jamais éprouvé aucune indisposition, il n'avait jamais eu le moindre gonflement autour des chevilles, jamais aucune trace de bouffissure à la face, jamais de douleur de reins, jamais de céphalalgie ni de troubles de la vue, jamais de difficulté dans la miction. Ses urines étaient toujours limpides, d'une coloration normale, et ne moussaient jamais comme il a lui-même remarqué qu'elles le font maintenant.

Pris le 6 décembre dernier d'une maladie aiguë caractérisée tout d'abord par un point de côté, avec frisson intense et claquement de dents, il entra huit jours après à l'hôpital Necker (salle Saint-Louis n° 24), où l'on constata l'existence d'une pleurésie gauche avec épanchement médiocrement abondant et mouvement fébrile modéré. Quinze ventouses scarifiées appliquées sur le côté n'ayant point amené de diminution notable dans la quantité de l'épanchement, un vésicatoire assez large fut placé le surlendemain sur le même côté. Deux jours après, le malade éprouvait en urinant un vif sentiment de brûlure au niveau du méat, et l'on constatait un peu d'œdème malléolaire en même temps qu'un léger degré de bouffissure de la face, et quelque peu de boursouflement des paupières que le malade soulevait avec peine le matin.

Les urines peu abondantes, foncées en couleur, un peu troubles, précipitaient par l'acide nitrique et par la chaleur, et contenaient une quantité d'albumine qu'on a évaluée à $13^{gr},36$ par litre.

La dysurie ne tarda pas à disparaître complétement. Mais tandis que l'épanchement pleural se résorbait progressivement, l'albuminurie et l'anasarque persistaient au même degré, et le malade demeurait après que toute trace d'état fébrile était déjà dissipée, encore très-pâle.

Depuis deux mois cette albuminurie persiste sans modifications notables, sauf quelques oscillations dans la quantité d'albumine, la plupart du temps déterminées par des changements dans le régime. Les œufs et le poisson notamment amènent toujours une augmentation notable dans la quantité d'albumine rendue. Cette quantité a varié de 3 grammes à 17 grammes par litre sur l'urine de vingt-quatre heures. La plus forte de ces deux proportions correspondait à la digestion d'un repas composé de poisson. La quantité d'albumine rendue dans les vingt-quatre heures, qui a été de 7 à 21 grammes, oscille dans ces derniers temps entre 11 et 15 grammes par jour, avec 1 à 2 litres d'urine, et sans que la quantité des urines paraisse influer notablement sur la quantité totale de l'albumine rendue dans les vingt-quatre heures.

Le traitement, qui a consisté dans l'emploi du tannin et des bains sulfureux, n'a amené que des modifications peu sensibles dans la proportion d'albumine, mais l'anasarque a complétement disparu.

Obs. V. — *Albuminurie persistante, consécutive à l'application de nombreux vésicatoires pour une pleurésie.*

I... (François), âgé de trente-sept ans, né à Arioth (Meuse), garçon d'hôtel, bien constitué, mais de tempérament lymphatique, s'était toujours bien porté, lorsqu'il fut pris au mois de septembre 1858 d'une pleurésie droite, modérément fébrile, pour laquelle il entra à l'hôpital Cochin. Là il lui fut appliqué successivement, dans l'espace de cinq semaines, sept vésicatoires sur le côté droit de la poitrine ; en sorte que la dessiccation du précédent était à peine achevée lorsqu'on en appliquait un nouveau. Sorti de l'hôpital au bout de ce temps, sans être débarrassé complétement de sa dyspnée, le malade, repris d'une oppression plus forte, rentra quinze jours après dans le même service. Trois nouveaux vésicatoires lui furent appliqués, et de nouveau soulagé il sortit pour rentrer bientôt après avec le même embarras de la respiration. Cette fois il eut encore deux vésicatoires, et quitta définitivement Cochin pour aller à Vincennes, sans avoir la respiration complétement libre.

Après l'application du quatrième vésicatoire, le malade aurait éprouvé pour la première fois une dysurie très-pénible. Cet accident se reproduisit encore avec une intensité croissante, à chaque application nouvelle, de telle sorte que les dernières provoquèrent pendant quarante-huit heures des envies continuelles d'uriner, et d'incessants efforts qui donnaient issue, avec d'affreuses douleurs, à quelques gouttes à peine d'une urine de couleur très-foncée.

Vers le commencement de janvier, tandis que le malade était en traitement à l'hôpital Cochin, il lui survint, sans cause appréciable, une douleur assez vive dans le côté gauche du cou et de la tête ; puis apparut un gonflement douloureux avec un cordon dur, qui s'étendit de l'aisselle gauche vers la face interne du bras, et gagna la partie inférieure de l'avant-bras, dans l'espace de huit jours. Ces accidents ne s'accompagnèrent presque point de fièvre, des cataplasmes furent appliqués sur le bras, et au bout de trois semaines tout avait disparu, sauf un petit cordon dur et indolent qui persistait dans le pli du bras.

Au mois de mai, presque aussitôt après sa sortie de Vincennes, le malade fut pris de diarrhée avec un ténesme continuel, des selles très-fréquentes, glaireuses et sanguinolentes, de la douleur dans le flanc gauche, de la fièvre et une dysurie fort douloureuse sans modification dans les caractères de l'urine. Tous ces accidents se dissipèrent néanmoins sans aucun traitement, en trois ou quatre jours.

Vers la fin de ce mois, à la suite de très-légères fatigues, il survint un gonflement œdémateux des jambes, qui disparaissait pendant la nuit. Au bout de quelques jous l'œdème apparût au visage, dont le côté gauche était notablement plus tuméfié que le droit, et en même temps à la main gauche. La tuméfaction de la face et des membres supérieurs s'exagérait le matin, celle des membres inférieurs était plus marquée le soir. Bientôt l'œdème envahissant ces membres dans leur entier, gagna aussi le scrotum. Un séjour au lit d'une semaine suffit pour le dissiper presque en entier. Il reparut lorsque le malade se leva de nouveau, mais point au même degré. Pendant la durée de ces accidents il n'y eut d'ailleurs ni fièvre ni perte de l'appétit, ni diarrhée ni toux. Seulement la gêne de la respiration revenait chaque fois que le malade se levait. Parmi les causes qui avaient pu contribuer à faire naître la maladie, on nota celle-ci :

Il habitait une chambre très-humide éclairée par une toute petite fenêtre qu'il laissait constamment ouverte pendant la nuit.

Le 25 juin 1858, le malade entra à l'hôpital de la Charité, salle Saint-Jean-de-Dieu n° 15, dans le service de M. le professeur Bouillaud, où l'on constata ce qui suit :

Affaissement très-notable du côté droit de la poitrine avec légère incurvation du rachis qui s'incline de ce côté, et différence de 4 centimètres dans le périmètre des deux côtés au niveau de l'appendice xiphoïde. Obscurité du son très-marquée depuis l'épine de l'omoplate jusqu'au bas. De ce côté, bruit respiratoire normal en avant dans toute la hauteur, et en arrière dans la fosse sus-épineuse ; de plus en plus obscure à mesure qu'on descend vers la base. Résonnance et respiration normales à gauche. Pointe du cœur dans le cinquième espace et dans la verticale du mamelon, impulsion faible ; matité précordiale notablement exagérée. Bruits du cœur nettement frappés à la base, un peu sourds à la pointe où le premier s'accompagne d'un peu de tintement auriculo-métallique. Souffle continu avec renforcement au côté droit du cou.

Appétit assez bon, pas de soif exagérée, langue humide, ventre très-développé mais non tendu, matité légère dans les parties déclives se déplaçant lorsque le malade change de position. Sensation de flot assez obscure. Selles régulières. Pas de douleur à la région des lombes. Urines assez abondantes, pâles, légèrement louches au moment de l'émission, très-mousseuses et précipitant avec une extrême abondance par l'acide nitrique. Le précipité est d'un blanc mat, et s'élève, avec une addition suffisante d'acide, jusqu'à la surface du liquide. Œdème indolent des membres inférieurs, jusqu'à leur racine, et du membre supérieur gauche seul. On n'en trouve pas d'appréciable au membre supérieur droit, non plus qu'à la face ou dans les parois du tronc. La circonférence de l'avant-bras gauche dépasse de 3 centimètres celle de l'avant-bras droit à sa partie la plus épaisse. Aucune trace d'un cordon veineux induré.

Pouls à 92 régulier, un peu roide mais peu développé. Teinte pâle, blafarde de toute la peau. Aucun trouble des organes des sens.

Le malade fut mis au traitement suivant :

Infusion de quinquina. Tisane d'uva-ursi, trois pastilles de lactate de fer, bains sulfureux et bains de vapeur. Néanmoins l'albumine ne diminua que très-lentement dans les urines, et avec des oscillations fréquentes. L'œdème se dissipe plus rapidement. Vers la fin de juin la main n'en présentait plus aucune trace, et l'on n'en constatait que fort peu autour des chevilles. Le 6 décembre, lorsque le malade quitta le service, il y avait encore une certaine quantité d'albumine dans les urines.

Il est assurément curieux de rapprocher de ces faits une série d'observations qui montrent l'innocuité de l'application des cantharides.

M. Parisot (1), dans sa thèse consacrée à l'étude du traitement de la syphilis par l'application de petits vésicatoires répétés, assure n'avoir jamais observé aucun signe d'inflammation des voies génito-urinaires, n'avoir jamais constaté d'albumine dans les urines; et cependant il est de ses malades qui ont eu jusqu'à 216 vésicatoires. « Cette circonstance, dit-il (page 56), tient-elle à la surface peu étendue des vésicatoires dans le plus grand nombre des cas? »

Aussi, pourrons-nous ajouter pour conclure, que ce serait se priver d'un moyen d'action bien puissant que de proscrire l'usage des vésicatoires dans la crainte d'accidents aussi exceptionnels que ceux que nous venons de rapporter.

La néphrite catarrhale du choléra qui ne manque presque

(1) Thèse de Paris, 1858, *Études sur un nouveau traitement de la syphilis expérimenté à l'hôpital du Midi en* 1857.

jamais, est-elle grave par elle-même et par ses conséquences? C'est là une question diversement résolue : la suppression des urines est-elle due à une congestion active du rein, ou à cet épaisissement du sang, à cet arrêt du cours du sang dont nous avons la preuve dans la circulation périphérique ? La réaction typhoïde du choléra est-elle de l'urémie ? Ce sont là des questions encore pendantes et qui se rattachent aux nombreux problèmes non résolus que soulève la théorie pathogénique de l'urémie (1).

Dans tous les cas de néphrite passagère dont nous venons de parler, on n'observe jamais d'anasarque.

Les seuls *cas graves* de néphrite catarrhale ou passagère sont ceux qui surviennent dans la scarlatine et dans la grossesse.

Par la diffusion de leurs lésions, et par leurs symptômes ils établissent un trait d'union entre les néphrites passagères et chroniques.

Là, en effet, les lésions rénales sont beaucoup plus accusées que dans les précédents : les tubes urinifères de la substance corticale du rein sont presque tous remplis de cellules tuméfiées et troubles, et il y a presque toujours, au début au moins, une congestion rénale assez intense. On les décrit habituellement sous la dénomination d'albuminurie aiguë, dénomination qu'ils méritent par la marche rapide des accidents.

Au début de la scarlatine, on peut noter une faible quantité d'albumine qui disparaît bientôt. Mais vers le quatorzième ou le vingtième jour apparaît, dans un grand nombre de cas, de l'albumine en quantité plus ou moins considérable, avec hématurie, douleur rénale et réaction fébrile.

Les malades se plaignent de fatigue, de malaise, d'insomnie, leur figure est pâle et bouffie, les paupières surtout sont tuméfiées. L'anasarque envahit bientôt les pieds, les mains, le scrotum, les parties déclives du dos et des lombes : observons néanmoins (voyez page 100) que l'anasarque peut survenir dans les mêmes conditions sans albuminurie (Guersant et Blache).

Divers accidents du côté des muqueuses, tels que l'œdème

(1) Voyez la discussion relative à l'urémie du choléra dans la thèse de Fournier.

de la glotte, des bronchites, des vomissements et de la diarrhée, et du côté des séreuses, des pleurésies, des péricardites, peuvent survenir alors et précipiter la marche de l'affection.

Des symptômes urémiques à forme éclamptique et comateuse éclatent souvent à un moment donné, et ont une terminaison variable (voyez page 103).

Si la maladie rénale et les diverses suites qu'elle entraîne se terminent par la guérison, ce qui est le cas le plus commun, l'urine redevient claire et incolore; elle contient encore pendant un certain temps, de l'albumine et des cylindres : l'anasarque diminue peu à peu ; il est rare qu'elle disparaisse en moins de deux ou trois semaines ; elle persiste le plus souvent un ou deux mois. Dans quelques cas, on a vu l'urine rester albumineuse, et la néphrite, passant à l'état chronique, amener la mort au bout d'une ou de plusieurs années.

Le diagnostic de ces accidents se fonde essentiellement sur l'existence de l'albumine dans l'urine. Mais il faut être prévenu que pendant le cours de la scarlatine et à son déclin peuvent survenir brusquement des accidents comateux et éclamptiques sans albuminurie.

L'albuminurie des femmes enceintes, qui apparaît rarement avant la seconde moitié de la grossesse, peut être sans gravité; elle disparaît le plus souvent spontanément après la délivrance, mais elle peut aussi s'accompagner d'accidents graves pour la mère et pour le fœtus, qu'on doit toujours redouter en pareil cas; elle peut, avant l'accouchement ou immédiatement après la délivrance, donner lieu à la manifestation de l'éclampsie urémique.

Elle reconnaît toujours pour cause anatomique une lésion rénale plus ou moins prononcée. Elle peut se terminer par une albuminurie chronique après l'accouchement (Blot).

L'albuminurie de la grossesse offre dans sa marche de grandes variétés : tantôt elle persiste sans interruption jusqu'au moment du travail; tantôt elle offre des oscillations nombreuses dans la quantité de l'albumine rendue. Elle peut même cesser pendant quelques jours pour réapparaître ensuite.

Il faudrait bien se garder de prendre toujours l'œdème des

extrémités inférieures en pareil cas pour un symptôme d'albuminurie ; l'œdème est souvent dû à des conditions mécaniques de gêne de la circulation veineuse dans les membres inférieurs.

L'albuminurie de la grossesse n'a le plus souvent qu'une influence minime sur sa marche, comme aussi elle peut avoir une influence néfaste sur le développement et la vie du fœtus (Blot).

II. — Néphrites subaigues et chroniques.

Nous divisons, comme dans le paragraphe précédent, ces néphrites en séries de cas moyens, d'une grande intensité et cas légers ou latents. Les néphrites albumineuses très-graves, celles par exemple qui sont primitives et succèdent simplement à l'impression du froid, nous offriront seules le tableau complet des symptômes de la maladie de Bright. Rien en effet n'est plus varié que la marche de la maladie.

A. Parmi les maladies de Bright d'une *moyenne intensité*, nous trouvons d'abord toutes celles qui succèdent à l'une des causes de néphrite catarrhale que nous venons de voir (scarlatine, grossesse, action du froid, choléra, fièvre grave, etc.). Dans cette catégorie se rangent aussi un certain nombre de cas consécutifs à l'alcoolisme, à la scrofule, à la phthisie, à la syphilis, aux maladies du cœur, à la cachexie plombique, etc. La marche lente des symptômes coïncide avec des lésions rénales peu prononcées, n'ayant pas envahi à la fois la totalité des tubes urinifères.

La douleur rénale, la fièvre, les symptômes rationnels ou sympathiques du côté des voies digestives manquent complétement dans le plus grand nombre des cas ou passent inaperçus au milieu des symptômes dominants de la maladie primitive, telle que phthisie ou cachexie scrofuleuse, syphilitique, etc., que l'albuminurie vient compliquer.

Aussi la règle générale qui consiste à examiner, dans tous les cas, les urines des malades, trouve-t-elle en particulier ici son application, car la présence de l'albumine dans l'urine est souvent et pendant longtemps le seul symptôme par lequel se révèle la lésion rénale.

Avec l'albumine en quantité variable on découvrira des cylindres hyalins plus ou moins nombreux, présentant les diverses formes que nous avons indiquées déjà, plus ou moins denses, ayant entraîné à leur surface des cellules granuleuses.

Les urines ne contiennent pas de sang dans ces cas : elles sont claires, rendues en quantité tantôt normale, tantôt inférieure, tantôt supérieure à la normale, ce qui tient à des conditions variables. Lorsqu'en effet le rein est volumineux et lisse à sa surface, il passe généralement plus d'urine que lorsqu'il est petit, granuleux et atrophié. Lorsque, comme cela a lieu dans l'albuminurie des maladies du cœur, les reins sont soumis de temps en temps à des poussées congestives en rapport avec les embarras de la circulation générale, les urines renferment du sang en nature, des cylindres fibrineux et en même temps leur quantité diminue. Il en est de même dans les congestions rénales accidentelles, dépendant d'une complication du côté du cœur et du poumon ou des recrudescences aiguës de la maladie rénale.

A une époque plus ou moins avancée surviennent des œdèmes de la face, des extrémités, des parties déclives, du poumon, du larynx, souvent aussi des diarrhées, etc., et l'une ou l'autre des diverses complications de l'albuminurie que nous avons étudiées dans le chapitre général consacré aux conséquences de l'albuminurie (urémie, affections cardiaques, etc.).

Ces albuminuries sont quelquefois très-lentes dans leur marche, si bien qu'on peut croire les avoir guéries. J'ai vu plusieurs fois des malades entrés à l'hôpital pour une albuminurie liée à la scrofule, par exemple, sortir en ne conservant plus traces d'albumine dans les urines. Mais ces malades gardaient un teint d'une pâleur blafarde accompagnée de mollesse des chairs et de la bouffissure du visage qui est si caractéristique de la cachexie albuminurique; ils restaient profondément anémiques, et ils revenaient un jour ou l'autre à la consultation avec des quantités plus ou moins considérables d'albumine apparaissant de nouveau dans leurs urines. Ces malades n'étaient pas guéris; des lésions rénales avaient persisté, bien qu'à un moment donné, sous l'influence d'un traitement et d'une diététique appropriés, leur albumine ait pu disparaître. Il se peut même que l'anasarque persiste avec une diminution notable et même une cessation complète de l'albuminurie.

Après un temps plus ou moins long, plusieurs mois ou un assez grand nombre d'années, les malades finissent, à part de très-rares exceptions de guérison définitive, par succomber à la maladie primitive qui a déterminé l'albuminurie ou à une complication, urémique ou autre, de la néphrite albumineuse.

Cependant nous connaissons plusieurs exemples d'albuminurie chronique assez intense chez des malades vivant dans les meilleures conditions d'hygiène et de fortune et qui, depuis un certain nombre d'années, n'ont éprouvé d'autres accidents que la faiblesse et l'anémie.

Le *diagnostic* est posé sur une base solide dès qu'on a examiné convenablement les urines : mais l'idée d'un pareil examen ne vient pas toujours à l'esprit. Il y a bien des circonstances, insignifiantes au premier abord, dont l'importance au point de vue du diagnostic est grande, car elles doivent immédiatement attirer l'attention du médecin du côté de la fonction rénale.

Un léger œdème de la face ou simplement des paupières, avec pâleur des téguments, un œdème de l'épiglotte ou de la muqueuse laryngée donnant lieu à de l'enrouement persistant rebelle, de la dyspnée, peu sensible le jour, mais assez intense la nuit après le premier sommeil, chacun de ces symptômes réunis ou isolés devra faire penser à l'albuminurie. On pourrait croire dans le cas de dyspnée à l'asthme essentiel, à un catarrhe, à une bronchite, et l'auscultation ne révèle rien si ce n'est quelques râles muqueux à la base du poumon : c'est de l'œdème dû à l'albuminurie.

Un autre symptôme du début (Fournier, communication orale) consiste dans la desquamation de l'épithélium buccal : la langue est dépouillée, de couleur rouge feu, aride et sèche, douloureuse, chargée à la base de mucus visqueux et adhérent. Quand ce symptôme est très-accusé, on doit immédiatement se poser la question d'albuminurie ou de diabète.

D'autres fois, un malade se plaint d'avoir des insomnies causées par la nécessité d'uriner plusieurs fois la nuit ; la quantité d'urine n'a pas sensiblement augmenté, la miction est fréquente et peu abondante (Jaccoud). Cette modification peut être due à un diabète ou à une albuminurie et doit éveiller l'attention sur les organes urinaires.

Enfin, l'anémie, l'amaigrissement, de la céphalalgie, et un sentiment profond de faiblesse et d'accablement peuvent être les seuls symptômes du début de l'albuminurie. Ce que nous venons de dire de ces symptômes fugitifs peu accusés, mais importants au point de vue du diagnostic de l'albuminurie chronique, s'applique à toutes ses formes plus ou moins latentes et mal accusées.

Le *pronostic* varie ainsi que nous venons de le voir dans ces cas d'intensité moyenne de la maladie ; il est en rapport avec chacune des conditions étiologiques, avec les complications, avec l'état général du sujet et les conditions hygiéniques dans lesquelles il vit. Relativement à l'urémie, les accidents comateux, éclamptiques et autres de l'urémie aiguë, sont aussi rares dans les cas d'albuminurie de ce groupe qu'ils sont fréquents dans l'albuminurie de la grossesse et de la scarlatine.

Les cas de néphrites albuminuriques avec prédominance de la *dégénérescence graisseuse* (1) du rein qui possèdent, ainsi que nous l'avons vu, des lésions anatomiques et une étiologie spéciales, ne se distinguent pas par des symptômes particuliers en tant qu'albuminurie.

Mais en faisant intervenir la condition étiologique et un certain nombre de symptômes concomitants, on peut arriver à formuler un diagnostic à peu près certain.

Ainsi une faible quantité d'albumine dans les urines, accompagnée de la présence de cylindres granulo-graisseux dans leur totalité, devra faire penser à un empoisonnement par le

(1) Nous rappelons ce que nous avons indiqué déjà à propos de l'anatomie pathologique, que nous ne décrivons pas ici les dégénérescences graisseuses du rein, complètes ou partielles, qui ne s'accompagnent pas d'albuminurie ni des lésions de la néphrite albumineuse.

phosphore dont on cherchera alors les symptômes caractéristiques.

C'est aussi par les commémoratifs qu'on pourra diagnostiquer une albuminurie liée à l'empoisonnement par l'arsenic et les autres substances qui déterminent surtout la dégénérescence graisseuse du rein.

La même lésion accompagnant l'intoxication alcoolique sera supposée lorsqu'on aura noté les altérations du foie, dégénérescence graisseuse et cirrhose, le tremblement, etc., venus sous l'influence de cette même cause que les malades n'avouent pas toujours volontiers.

La *dégénérescence amyloïde* (1) ne survient-elle aussi que dans des conditions déterminées, qui peuvent presque toujours être groupées sous le titre de suppuration prolongée (2), cachexies tuberculeuse, scrofuleuse, syphilitique, palustre (3). Une albuminurie dans ces conditions, lorsqu'elle s'accompagne d'hypertrophie du foie et de la rate, peut faire penser à une dégénérescence amyloïde du rein. La coloration spéciale des cylindres hyalins par l'iode et l'acide sulfurique fournirait un caractère pathognomonique d'après plusieurs auteurs; nous ne l'avons jamais observé nous-même.

B. Les *cas les plus intenses* de néphrite albumineuse subaiguë ou chronique nous ont paru liés anatomiquement à la présence de granulations de Bright, et au point de vue étiologique à l'impression du froid. Ce qui nous engage à mettre en relief ce point particulier de la maladie de Bright, c'est que nous avons vu cliniquement et à l'autopsie plusieurs faits de ce genre.

(1) La dégénérescence amyloïde n'a rien d'inflammatoire, ainsi que nous l'avons dit à propos de l'anatomie pathologique, mais dans certains cas, elle suit, accompagne ou précède les modifications de l'épithélium dues à la néphrite albumineuse.

(2) Tels sont les reins amyloïdes observés à la suite des maladies osseuses, de pneumonies répétées, de la pleurésie chronique, etc., et récemment dans les vieux ulcères des jambes, par Fischer (*Klinische Wochenschrift*, juillet 1866).

(3) L'influence des fièvres intermittentes dans la production de la dégénérescence amyloïde du rein est mise en doute par plusieurs auteurs, entre autres Malmsten, ainsi que nous l'avons déjà dit.

Nous ne voulons pas dire que les granulations de Bright soient spéciales aux néphrites qui succèdent à l'impression du froid ; bien des faits nous donneraient tort, car nous rapportons ici même un exemple de granulations brightiques chez un goutteux, et elles sont communes dans tous les reins arrivés au stade atrophique de la maladie de Bright; on les rencontre aussi dans les reins d'albuminuriques alcooliques, phthisiques, etc. Mais, d'un autre côté, ces granulations s'observent sans atrophie et même avec hypertrophie de la substance corticale du rein ; dans ces cas, les malades ont succombé à une époque voisine du début de l'albuminurie, et la maladie a marché très-rapidement. Dans ces cas précisément, on trouve habituellement une impression de froid comme cause. Cet ensemble anatomique et étiologique, accompagné des symptômes les plus graves de la maladie de Bright, nous a paru digne de fixer l'attention des cliniciens.

A la suite d'une impression de froid ou du froid humide, brusque ou prolongée, la maladie débute parfois par un frisson suivi de chaleur à la peau, de soif, de fréquence et de dureté du pouls ; le frisson peut manquer, mais l'état fébrile est bien marqué. Le sang tiré de la veine donne une couenne inflammatoire (1) (Bouillaud).

Les malades éprouvent presque toujours un sentiment de constriction, une douleur sourde, ou au moins un malaise à la région lombaire. Cette douleur n'est jamais aussi vive que dans la néphrite aiguë, ni irradiée le long des uretères jusqu'aux testicules (Rayer).

L'urine rare ou peu abondante contient une certaine quantité de sang; elle est rouge ou brune et de couleur chocolat; elle est acide; son poids spécifique est parfois augmenté. L'examen microscopique y démontre une grande quantité de globules du sang, des cylindres fibrineux contenant des globules, des cylindres hyalins, des dépouilles épithéliales des tubuli, etc.

Bientôt survient l'œdème de la face marqué surtout aux paupières, accompagné d'une pâleur blafarde et d'une décoloration

(1) D'après MM. Andral et Gavarret, la proportion de la fibrine n'augmente pas dans le sang des albuminuriques.

remarquable des muqueuses. Les extrémités s'infiltrent, aussi bien les supérieures que les inférieures, de telle sorte qu'à la démarche pesante des malades, à l'aspect de la face, on peut à distance les diagnostiquer albuminuriques.

Bientôt la fièvre cesse, la douleur rénale diminue, les urines reprennent une coloration citrine ou sont tout à fait incolores; elles contiennent des quantités considérables d'albumine, de telle sorte qu'une seule goutte d'acide nitrique tombée dans le verre à expérience, s'entoure d'un précipité floconneux et gagne lourdement le fond du vase. Les cylindres hyalins sont très-nombreux.

L'œdème fait des progrès, la peau est partout infiltrée, et cet œdème est souvent assez dur; l'impression du doigt s'efface aussitôt après qu'on le retire.

Les complications d'épanchements pleurétiques, de bronchite aiguë intense, même au début de la maladie, qu'elles viennent sous l'influence de la même cause productive, de l'impression du froid, ou qu'elles suivent la néphrite albumineuse, sont presque constantes.

C'est dans le cours aussi de cette forme grave que se montrent particulièrement toutes les complications redoutables dont nous avons parlé à propos des conséquences de l'albuminurie : l'urémie et ses différentes formes, les affections de la rétine, les pleurésies, les péricardites, les pneumonies, les péritonites, les hémorrhagies.

La marche de la maladie est variable; après avoir débuté comme une maladie aiguë inflammatoire, ou d'une façon subaiguë, elle suit son cours comme une maladie chronique. Seulement elle est troublée par des congestions rénales nouvelles et par les complications dont nous venons de parler.

Ces complications diverses entraînent le plus souvent la mort des malades dans un bref délai; d'autres fois, la maladie suit une marche plus lente et se termine par des complications dépendant de l'œdème cutané : telles que phlegmons diffus, gangrène de la peau, etc. Nous insisterons à propos des divers révulsifs employés dans la maladie, sur les précautions qu'il faut prendre dans leur application et sur le danger qu'elles présentent.

Le diagnostic est facile dans cette forme de la maladie de Bright ; il saute aux yeux pour ainsi dire.

Le pronostic est des plus graves ; cette forme est mortelle dans l'immense majorité des cas, à une échéance plus ou moins éloignée. Il est un moment dans le cours même des cas les plus graves où l'on peut espérer sauver les malades, c'est lorsque les premiers symptômes aigus terminés, la maladie va passer à un état subaigu ou chronique.

Il est difficile de savoir, au début de l'observation d'un malade, comment se comportera la néphrite albumineuse. La même cause, en effet, peut donner lieu à toutes les formes possibles.

Prenons l'impression du froid pour exemple; sous son influence, tel malade aura une congestion rénale insignifiante marquée par une douleur lombaire, un peu d'inappétence et une urine légèrement teintée par le sang. Tel autre aura une néphrite albumineuse passagère et perdra de faibles quantités d'albumine pendant trois ou quatre jours. Un troisième présentera une néphrite albumineuse plus intense avec des lésions rénales plus généralisées; la maladie guérira néanmoins après avoir duré deux ou trois semaines; enfin la maladie, après avoir débuté comme dans ce dernier cas, sera suivie d'une albuminurie subaiguë ou chronique avec des symptômes plus mortels. Entre ces états, nous retrouverons tous les intermédiaires.

L'état anatomique du rein nous rend compte de la cause prochaine de ces différences. Mais pourquoi tel rein sera-t-il affecté plus profondément que tel autre? ici l'explication nous est inconnue et nous la mettons sur le compte des prédispositions particulières, innées ou acquises, de chaque sujet; c'est cette diversité infinie de la marche de la maladie, qui rend si difficile une classification rationnelle des formes cliniques de la maladie de Bright, et qui fait qu'on ne peut pas établir de distinction absolue entre les cas aigus, subaigus et chroniques.

C. Les cas légers ou latents de la néphrite albumineuse peuvent se montrer en diverses circonstances. On les observe, par exemple, à la suite d'une néphrite aiguë presque guérie, et n'ayant laissé après elle que des lésions chroniques et atrophiques, ou bien, dans certains états cachectiques: syphilitiques, tuberculeux, etc., dans lesquels le rein est envahi dans une partie seulement de son parenchyme.

Chez certains vieillards existent aussi des néphrites albumineuses chroniques liées à des calculs ou à des affections chroniques des voies d'excrétion de l'urine.

Mais c'est principalement chez les goutteux que ces exemples de néphrite albumineuse lente se montrent comme le résultat d'un processus chronique d'emblée, ou ne recevant que de loin en loin un stimulus nouveau sous l'influence des attaques de goutte successives.

Au point de vue anatomique (1), les lésions sont multiples, et presque toujours on trouve, comme nous l'avons vu, une atrophie rénale, des kystes, des athérômes vasculaires, une hyperplasie du tissu conjonctif ou néphrite interstitielle.

Les symptômes se réduisent presque uniquement à une quantité plus ou moins faible d'albumine permanente, ou sujette à des variations telles, que l'albumine peut même cesser de se montrer pendant un temps plus ou moins long.

Ces faits sont connus depuis un certain temps en ce qui touche les goutteux. Dans plusieurs cas cités par Scudamore et Rayer, l'albumine disparut complétement de l'urine après l'attaque de goutte (Rayer, t. II, p. 503). Ce dernier nous donne même ce renseignement, « qu'il a vu des goutteux, sans être hydropiques, présenter des urines albumineuses, dont la composition était tout à fait la même que celle de l'urine que les malades rendent habituellement dans la néphrite albumineuse chronique. » (*Loc. cit.*, p. 501.)

(1) Nous rappelons qu'il faut bien se garder de confondre les altérations rénales dans la goutte, bien caractérisée par ses attaques et ses tophus, avec l'état du rein que Todd et plusieurs autres auteurs anglais appellent *rein goutteux* (gouty kidney). Ce dernier n'implique nullement la néphrite albumineuse : c'est tout simplement la lésion de la néphrite interstitielle chronique (voy. *Anatomie pathologique*, p. 30).

Garrod, qui a eu le mérite de bien décrire les concrétions uratiques du rein dans la goutte, a vu un assez grand nombre de cas où les accès se compliquaient d'albuminurie. Ce phénomène est rare, dit-il, lorsqu'il s'agit d'attaques récentes (trad. fr., p. 178). « Au contraire, dans les cas où la goutte tend à revêtir la forme chronique, on rencontre fréquemment un peu d'albumine dans les urines à l'époque des accès, même chez les sujets qui, dans l'intervalle, ne présentent pas la moindre trace de cette altération du liquide urinaire. »

Parfois cette albuminurie peut devenir permanente et même s'accompagner à un moment donné des accidents les plus redoutables, comme le montre notre observation.

La marche de la maladie, soit dans les cas de goutte, soit dans les circonstances diverses où existe la néphrite chronique avec atrophie du rein, est essentiellement variable.

Son diagnostic est facile dès qu'on examine l'urine. Son pronostic est toujours grave, car si certains goutteux n'ont pendant de longues années d'albuminurie qu'au moment de leurs attaques, ils n'en sont pas moins prédisposés à une lésion rénale plus profonde : de plus, l'urémie et tous ses accidents peuvent se montrer dans le cours de cette albuminurie légère. Il en est de même pour les porteurs de reins de Bright atrophiques, qui sont en partie détruits et condensés, granuleux : ils ont d'autant plus de tendance à être attaqués par l'urémie, que leurs reins fonctionnent moins bien en raison de leur atrophie, de plus chez eux une maladie aiguë intercurrente s'aggrave en raison de l'insuffisance de la fonction rénale.

CHAPITRE V

TRAITEMENT DES NÉPHRITES.

Il n'est pas plus possible, d'exposer d'une manière générale, le traitement des néphrites, qu'il ne l'a été de présenter, dans une même description, leurs caractères anatomo-pathologiques. Ici nous suivrons les mêmes divisions, et nous étudierons successivement le traitement :

1° De la néphrite *interstitielle* avec ses formes :

a. *aiguë*, b. *métastatique*, c. *chronique*.

2° De la *néphrite albumineuse*, en ayant soin de tenir compte de ses formes passagères, de ses formes persistantes; et en ayant égard, dans ces dernières, d'une part, à leur intensité, et, d'autre part, aux affections concomitantes, *alcoolisme*, *tuberculose*, *syphilis*, *goutte*, etc., qui viennent ajouter à la lésion commune des reins des caractères spéciaux.

§ 1er Traitement de la néphrite interstitielle.

A. — TRAITEMENT DE LA NÉPHRITE AIGUE.

C'est dans l'ouvrage de Rayer qu'il faut principalement étudier le traitement de cette inflammation; car, à ce point de vue, personne n'a mieux séparé que lui ce qui appartient à l'état phlegmasique du rein proprement dit, des accidents produits par la présence des calculs dans les voies urinaires. Le traitement conseillé par cet auteur, comme par la plupart des médecins qui ont écrit depuis sur ce sujet, est uniquement fondé sur les données de la thérapeutique générale des inflammations. Considéré sous ce rapport, ce traitement est fort bien déduit, et, en l'absence d'un travail statistique des résultats comparés des divers traitements, nous devons en tenir le plus grand compte.

L'énergie des moyens employés sera en rapport avec le degré de la maladie. Si la néphrite est peu intense, une ou plusieurs saignées locales, pratiquées à l'aide de sangsues ou de ventouses scarifiées, suffiront avec le repos, la diète, quelques boissons émollientes, pour venir, en quelques jours, à bout de l'affection ; mais, si la douleur lombaire est très-vive, si la fréquence du pouls, la chaleur de la peau sont très-marquées, on ne craindra pas de pratiquer une et même plusieurs saignées générales. Néanmoins, si l'on avait affaire à des malades appauvris par des maladies antérieures, affaiblis par l'âge ou par toute autre cause, il faudrait se contenter de ventouses sèches qu'on répéterait pendant deux ou trois jours.

Rien ne soulagera plus les malades que l'emploi des bains généraux tièdes, prolongés pendant des heures entières. La fièvre, quoi qu'on en ait dit, ne constitue en aucune manière une contre-indication. On évitera avec soin de donner au malade des boissons excitantes dont l'action se fait sentir si facilement sur le rein. Pour la même raison, on rejettera les tisanes dites diurétiques. On aura recours, avec bien plus d'avantage, à des boissons émollientes, comme les solutions gommeuses, les décoctions de graine de lin, etc. Le ventre sera tenu libre à l'aide de lavements simples ou de purgatifs légers ; s'il y avait des vomissements, on prescrirait l'eau de Seltz, de petits fragments de glace, la potion de Rivière, des révulsifs à la région épigastrique. Le repos absolu, une diète sévère, compléteront le traitement d'une néphrite aiguë de moyenne intensité. Mais, si des symptômes de suppuration rénale se montrent, s'il y a des accidents cérébraux, un état typhoïde ataxique ou adynamique, les moyens indiqués précédemment ne conviennent plus, et la thérapeutique a besoin d'être en rapport avec les nouveaux symptômes. Les troubles du côté de la tête sont-ils sympathiques ou bien liés à l'intensité de la fièvre, des révulsifs aux extrémités inférieures, des purgatifs énergiques, de petites doses d'opium seront indiqués. S'il y a des symptômes d'infection purulente, l'emploi des toniques, le quinquina, le vin, le sulfate de quinine uni à l'aconit, n'arrêteront pas les progrès d'une maladie assurément mortelle. Tous les moyens généralement conseillés échoueront de même lorsque les phénomènes morbides seront le résultat d'un défaut de fonctionnement du filtre urinaire, lorsqu'il y aura résorption urineuse ou *ammoniémie*.

Il va sans dire que dans la néphrite, comme dans toutes les maladies, l'*indication causale* doit être remplie la première, lorsque la chose est possible. La néphrite est-elle consécutive à une rétention d'urine, à un rétrécissement du canal de l'urèthre, il faudra s'occuper de vider la vessie, de rétablir le calibre des voies urinaires, etc.

B. — TRAITEMENT DE LA NÉPHRITE MÉTASTATIQUE.

Dans le cas où existe une infection purulente, l'importance du traitement de la néphrite métastatique disparaît en face des symptômes généraux qui condamnent le malade à une mort inévitable. Quant au traitement des infarctus isolés du rein, il se borne, lorsqu'on a pu diagnostiquer la lésion, à la médecine des symptômes, et dans le cas d'abcès métastatiques du rein, tout ce qui se rapporte à la néphrite simple leur est applicable.

C. — TRAITEMENT DE LA NÉPHRITE CHRONIQUE.

Lorsque l'affection est arrivée à ce degré, soit qu'elle ait passé par un état aigu, soit qu'elle ait débuté d'une manière lente et sourde, il n'y a plus lieu, dans l'immense majorité des cas, de recourir aux émissions sanguines générales, à moins d'avoir affaire à des malades qui conservent une certaine vigueur. Les saignées locales elles-mêmes doivent être proscrites, excepté dans les cas de retour aigu ou subaigu de la maladie, alors que la douleur de la région lombaire redevient vive, qu'il y a un sentiment de pesanteur et de plénitude à ce niveau. Mais, le plus souvent, même dans ces cas, la dépression des forces nous obligera à reculer devant les plus petites pertes de sang. C'est dans ces circonstances que les agents révulsifs, si discutés, pourront nous rendre de grands services. Il en est ainsi des ventouses sèches, des sinapismes, des vésicatoires sans cantharides ; mais surtout, d'après les auteurs, des cautères appliqués à la région lombaire et entretenus pendant des mois entiers.

L'action congestive, sur le rein, de la plupart des diurétiques, devra les faire écarter du traitement de cette maladie. Mais, si les urines sont troubles, épaisses, fétides, il ne faudra pas craindre de conseiller au malade des boissons aqueuses abondantes, qui auront l'avantage de déterger les canalicules et le reste des voies urinaires, d'opérer à leur surface une sorte de lavage. Il sera souvent utile d'alcaliniser ces boissons, que l'on pourra remplacer, lorsque les phénomènes inflammatoires seront peu marqués, par des boissons résineuses, par l'eau de goudron, par des préparations de copahu, de térébenthine, administrées sous la forme si commode de capsules. Ces derniers médicaments seront surtout indiqués lorsqu'il y aura pyélonéphrite. C'est dans ces cas que le tannin a pu également rendre des services. C'est dans cette forme de la maladie qu'ont été utilisées particulièrement avec avantage les eaux minérales, tant naturelles qu'artificielles, et cela, aussi bien à l'extérieur, sous forme de douches et de bains, qu'à l'intérieur. Ainsi, on peut très-bien ordonner des bains alcalins préparés avec les sels de Vichy ou le sous-carbonate de soude; des bains sulfureux artificiels, des douches de même nature, chez les individus affaiblis.

A l'intérieur, on a donné avec succès les eaux alcalines, particulièrement les eaux de Vichy et de Contrexéville. Les praticiens se louent de ces dernières d'une manière toute particulière. Leur faible degré d'alcalinisation, leur goût relativement agréable, permettent une ingestion considérable de ces eaux qui vient contribuer à cette utile action de lavage indiquée plus haut. — Lorsqu'il n'existera pas d'état fébrile, lorsque les phénomènes inflammatoires seront plus atténués, avec persistance des troubles de l'urine, il sera préférable d'avoir recours à certaines eaux alcalines, particulièrement à celles de Pougues ou de Royat, ou aux eaux sulfureuses de la Prestt, d'Olette, de Molitg, et même de Baréges. Indépendamment de leur action modificatrice sur l'appareil urinaire, ces eaux viendraient agir favorablement sur l'état général et contribueraient à fortifier un organisme délabré. Dans ces conditions, le fer, le quinquina, un régime tonique et substantiel trouveront leurs indications.

Malgré les moyens mis en usage, si les douleurs étaient très-vives, l'opium resterait comme une dernière ressource souvent employée; mais il faudrait en user le moins possible, car l'opium congestionne le rein et en diminue la sécrétion.

Si la fièvre avait un caractère rémittent ou intermittent, le sulfate de quinine serait naturellement indiqué (Béhier et Hardy). Il faut avant tout veiller aux indications particulières qui ressortent de la cause pathologique de la néphrite, par exemple de l'existence des graviers; car c'est dans ce cas surtout qu'il faudra songer aux eaux minérales.

Enfin, si les symptômes font supposer qu'il existe dans le rein un abcès volumineux, y a-t-il lieu d'intervenir d'une manière chirurgicale, et de pratiquer la néphrotomie? Rayer avait examiné longuement cette question à propos de la pyélo-néphrite calculeuse; mais les considérations qu'il a présentées à ce sujet peuvent aussi bien s'appliquer à toutes les suppurations du rein, quelle qu'en soit la cause. Lorsque l'abcès était assez volumineux pour déterminer une tumeur à la région lombaire, lorsque cette tumeur existait chez un individu dont les forces n'étaient pas encore épuisées, qu'elle était habituellement douloureuse, avec exacerbations fréquentes, s'il y avait de la fièvre avec des paroxysmes nocturnes, et si surtout il y avait autour de la tumeur des symptômes d'inflammation des parties voisines, l'opération de la néphrotomie, d'après Rayer, devait être pratiquée, malgré ses difficultés et ses mauvaises chances; à plus forte raison, il n'y aurait pas à hésiter si une fluctuation superficielle se montrait dans le tissu cellulaire sous-cutané. La profondeur de ces abcès, la lenteur avec lesquelles les parties molles se laissent amincir et perforer dans le cas où de semblables collections se sont fait jour à l'extérieur, rendent l'expectation très-dangereuse. Or, abandonnés à eux-mêmes, de pareils abcès, s'ils ne s'ouvrent pas spontanément, ainsi qu'il vient d'être dit, sont presque toujours mortels, tandis que l'opération faite dans des conditions convenables n'offrirait pas le plus souvent de danger immédiat, les seules conditions qui, aux yeux de Rayer, constitueraient une contre-indication à l'opération, sont les suivantes:

1° lorsque les deux reins sont affectés; 2° lorsqu'il y a communication facile entre la surface suppurante et l'uretère; 3° lorsqu'il existe coïncidemment des lésions incurables de la vessie, de la prostate ou de tout autre viscère abdominal. Il n'y a dans la science qu'un trop petit nombre de faits de néphrotomie authentiques (1) pour qu'on puisse juger la question par l'expérience; mais, quelque petit que soit le nombre de ces faits, ils suffisent à la rigueur pour faire admettre la possibilité de l'opération. Il y a quelques jours à peine (12 février. 1869), M. le professeur Verneuil faisait présenter à la Société anatomique, par un de ses internes, M. Michaud, un rein atteint de pyélo-néphrite suppurée sans calculs; les symptômes avaient fait soupçonner pendant la vie un abcès du rein; on appliqua un caustique à la région lombaire; malheureusement une péritonite se déclara et le malade mourut. Malgré ce funeste résultat, M. Verneuil, se basant sur des considérations analogues à celles développées plus haut, déclare qu'il n'hésiterait pas à tenter l'opération de la néphrotomie dans un cas semblable.

§ 2. — **Traitement des néphrites albumineuses.**

C'est ici surtout qu'il est très-important de séparer les formes passagères de néphrite albumineuse des formes persistantes; c'est parceque cette séparation n'a pas été faite le plus souvent, que certaines médications ont pu être préconisées comme ayant donné des résultats merveilleux.

A. — Traitement de la néphrite albumineuse passagère.

Comme nous l'avons vu précédemment, cette inflammation guérit sans médication dans l'immense majorité des cas; elle ne passe point, à moins de faits exceptionnels, à l'état chronique, et le plus souvent la maladie peut être considérée comme non avenue au point de vue thérapeutique. Il en est ainsi de l'albuminurie symptomatique de la fièvre typhoïde, par

(1) *Bulletin général de thérapeutique*, t. XXXI, p. 306.

exemple ; le plus fréquemment, dans des cas semblables, les moyens hygiéniques sont très-suffisants, le traitement n'a pas besoin d'être actif. Mais cependant, dans cette forme de néphrite, si l'on avait affaire à des individus vigoureux, si la réaction était vive, s'il y avait douleur marquée à la région lombaire, il ne faudrait pas craindre de faire en ce point une application de sangsues ou de ventouses scarifiées.

En général, il faut être très-sobre de la saignée du bras, car on ne ferait qu'accroître cette tendance à l'appauvrissement de l'organisme qui est déjà le fait de la maladie; il serait préférable de recourir aux médicaments dits antiphlogistiques et antipyrétiques qui, comme la digitale, par exemple, sont susceptibles de remplir à la fois plusieurs indications utiles.

S'il y a de la constipation, il faut avoir recours aux purgatifs, en évitant les purgatifs salins (voy. p. 146). Mais il est nécessaire d'éviter avec le plus grand soin l'emploi des diurétiques irritants, aussi bien au début que dans le cours de la convalescence de la maladie; il vaut mieux, surtout lorsque la réaction est tombée, que le sang a disparu des urines, que l'albumine a diminué, avoir recours à des boissons alcalines abondantes, aux solutions de bicarbonate de soude, à l'eau de Seltz, etc., liquides qui, riches en acide carbonique, seront susceptibles d'augmenter la pression sanguine dans les artères rénales, et faciliteront le déblai des canalicules rénaux engorgés par des exsudats (1). Dans les cas où la maladie ne céderait pas, il serait utile d'employer les bains chauds suivis de l'enveloppement du corps dans des couvertures de laine; nous reviendrons, du reste, sur l'application de ce moyen à propos de la néphrite parenchymateuse persistante. Disons enfin que pendant la convalescence, et même avant, si la maladie traîne en longueur, il faut faire succéder à la diète des premiers jours un régime substantiel, riche en viandes, et secondé par de bonnes préparations de fer et de quinquina.

Mais un point sur lequel nous devons insister à propos de la néphrite catarrhale, c'est moins sur le traitement que sur les moyens prophylactiques applicables à certaines variétés.

(1) Niemeyer, t. II, p. 15, trad. française, 1868.

Ainsi nous connaissons l'action du froid dans la période de desquamation de la scarlatine. Le rôle de la prophylaxie consiste à régler, à ce point de vue, l'hygiène du scarlatineux, et si l'albuminurie existe déjà lorsque le médecin intervient, les précautions qui, prises à temps, auraient empêché le mal de se déclarer, contribueront du moins à prévenir une aggravation, la chronicité et les complications possibles.

Il faudra avoir soin, chez les sujets qui devront être soumis à la médication cantharidienne, de s'assurer du degré de susceptibilité qu'a présenté leur appareil génito-urinaire dans des applications antérieures ; et suivant les renseignements, on aura recours à des substances vésicantes ou épispastiques ayant une base différente ; ou bien, si l'on veut persister dans l'emploi de la cantharide, il sera prudent de conseiller en même temps des boissons alcalines en abondance, boissons qui non-seulement atténueront l'action de la cantharide sur le rein, mais qui, de plus, sont habituellement indiquées dans les affections inflammatoires qui ont nécessité l'application des révulsifs dont nous venons de parler. Il y a longtemps déjà que le traitement préventif par les alcalins est employé empiriquement en Angleterre : on donne, dans ce pays, une solution très-légère de potasse. En France, le docteur Ameuille a employé avec le même avantage le bicarbonate de soude à la dose de 7 à 10 grammes(1). M. Martin-Damourette (2) a essayé de théoriser cette action remarquable des boissons alcalines sur le principe actif de la cantharide qui fait un vésicatoire sur la peau, traverse, sans y laisser la moindre lésion, tout le système circulatoire et va exercer la plus vive irritation sur tout l'appareil urinaire, depuis l'épithélium rénal jusqu'à l'extrémité de l'urèthre. Suivant M. Martin-Damourette, la cantharidine, d'une constitution chimique qui la rapproche des résines, et jouant le rôle d'acide vis-à-vis des bases du sang, circulerait dans l'appareil vasculaire à l'état de cantharidinate alcalin, sans aucune action offensive sur les parois vasculaires ; arrivé dans le rein, ce sel serait décomposé

(1) *Union médicale*, 1862.

(2) Voir Guizot, *Thèse sur la cantharide*, n° 106, 1864.

par l'urine acide, et la cantharidine, mise à nu, exercerait son pouvoir irritant sur le rein. L'alcalinisation des urines préviendrait ces conséquences (1). Sans discuter ici cette théorie au moins ingénieuse, disons qu'il n'est pas toujours facile d'alcaliniser les urines, surtout dans les maladies fébriles, comme le font remarquer justement MM. Bergeron et Ollivier (2). Quoi qu'il en soit, si le cas se présentait, nous n'hésiterions pas à employer ce traitement de préférence à celui qui est banalement indiqué partout, le camphre et l'opium ; et cela non-seulement comme prophylactique, mais même encore comme curatif, n'eût-il, à ce point de vue, que l'action désobstruante indiquée plus haut.

Après les indications prophylactiques précédentes, nous placerons celles qui se rapportent à la néphrite catarrhale liée à la grossesse. Les accoucheurs ont remarqué que la grossesse, chez les femmes albuminuriques, peut avoir une mauvaise issue, non-seulement pour la mère, toujours sous la menace des convulsions urémiques, mais aussi pour le fœtus, soit parce qu'il arrive avant terme, soit que, sous l'influence des mêmes causes que la mère, il succombe à l'éclampsie. On a remarqué en même temps que dans l'immense majorité des cas, après l'accouchement et même l'avortement, l'albumine disparaissait spontanément des urines et qu'avec elle s'éloignaient toutes les complications liées à sa présence. L'éclampsie elle-même était améliorée dans la plupart des cas par l'expulsion du produit de la conception; les accès se ralentissaient graduellement, pour ne plus se montrer après la délivrance. En présence de ces faits, on a dû se demander si, pour arrêter une albuminurie gravidique et souvent des convulsions possibles, il ne fallait pas songer à l'avortement et surtout à l'accouchement prématuré? Aujourd'hui, cette question est résolue par la négative par la plupart des accoucheurs. En effet, des cas assez nombreux de persistance d'albuminurie avec production de l'urémie et de l'éclampsie après l'accouchement, ont montré que la cessation de la grossesse pouvait n'entraver en rien la

(1) Cours particulier de Martin-Damourette.

(2) Article CANTHARIDE du *Nouveau Dictionnaire pratique de médecine*.

marche des accidents. De plus, la provocation de l'avortemen et de l'accouchement prématuré n'est pas toujours une opération sans danger. D'un autre côté, les observations ne manquent pas qui démontrent que l'albuminurie a pu diminuer par un traitement convenable, que l'éclampsie elle-même a guéri, et que la grossesse a pu poursuivre son heureux cours jusqu'au terme normal. Des considérations de même nature ont fait repousser l'accouchement provoqué alors même que les convulsions éclamptiques ont éclaté. On se contente, dans la néphrite albumineuse des femmes enceintes, de prescrire une médication tonique, une alimentation réparatrice, qui permettent de lutter contre l'appauvrissement de l'économie. Une bonne nourriture animale, des préparations ferrugineuses, le vin de quinquina, les amers, constitueront un traitement rationnel. A moins qu'il n'existe des symptômes bien évidents de congestion rénale ou de pléthore générale, les émissions sanguines seront plus nuisibles qu'utiles. Mais elles auront de grands avantages dans les prodromes de l'éclampsie, et même lorsque la maladie sera à son summum. « Après avoir vu employer, dit M. le professeur Depaul (1), les différents modes de traitement qui ont été conseillés contre l'éclampsie, je n'hésite pas, et cela avec une entière conviction, à mettre en première ligne les émissions sanguines générales, portées assez loin pour faire perdre aux malades, dans l'espace de quelques heures, 1000, 1500 et 2000 grammes de sang, selon le cas et l'effet produit. »

Nous reviendrons sur les autres moyens employés contre l'éclampsie à propos de l'urémie (voir page 163).

B. — TRAITEMENT DES NÉPHRITES ALBUMINEUSES SUBAIGUES ET CHRONIQUES.

L'influence des doctrines sur la pratique ne se fait nulle part mieux sentir qu'à l'occasion du traitement de cette affection. Suivant que les théories ont varié sur sa nature et son mode pathogénique, les indications ont été différentes. Au début des recherches de Bright et pendant les années qui suivirent, l'in-

(1) Leçons professées à la Clinique de la Faculté en février 1869.

flammation du rein étant regardée comme la lésion primitive, les saignées furent fortement recommandées; lorsqu'on eut reconnu le grand rôle joué dans l'étiologie de la maladie par la suppression des fonctions de la peau, on fut porté à conseiller les diaphorétiques et tous les moyens qui pouvaient réveiller la vitalité de l'enveloppe cutanée. Ceux qui se sont préoccupés principalement du symptôme hydropisie eurent recours aux diurétiques, aux purgatifs. Beaucoup, voyant avant tout dans la maladie des phénomènes de filtration anormale, ont essayé : les uns, de modifier les propriétés du sang; les autres, de changer les conditions du filtre rénal lui-même à l'aide de médicaments s'éliminant surtout par cette voie. Les théories se sont reflétées même sur la diététique. Les médecins qui admettent la diminution absolue de l'albumine dans le sang ont insisté sur un régime fortement animalisé, tandis que les partisans d'une augmentation absolue ou relative de cette albumine repoussent tous les aliments qui contiennent cette substance. En outre, on a fait intervenir, dans le traitement de la néphrite parenchymateuse, toutes les médications dirigées habituellement contre les maladies qui la compliquent ou qui interviennent comme cause ou comme effet.

Dans cette étude, nous ferons tous nos efforts, au contraire, pour dégager le traitement de la maladie du rein du traitement de toute autre affection. Cela ne nous empêchera point d'étudier à part les modifications que la thérapeutique doit subir suivant les conditions particulières de l'organisme, suivant les éléments qui sont venus se surajouter ou influencer la maladie principale. Nous nous arrêterons particulièrement au traitement de la forme de néphrite albumineuse déterminée par le froid, sauf à compléter à la fin d'une manière sommaire ce qui est plus spécial aux autres formes.

Au début seulement des néphrites albumineuses subaiguës, on peut agir sur l'état local congestif du rein. Ce sont les émissions sanguines qui ont surtout été préconisées dans ce but. Bright, dès l'origine de ses recherches, place la saignée en première ligne dans le traitement de cette affection, et il en conseille l'emploi dans presque tous les cas. Christison la recommande d'une manière toute particulière; Rayer, dont les idées étaient bien fixées sur la nature inflammatoire de la maladie, dit qu'en général dans cette période de l'affection il faut plutôt aller au delà que de rester en deçà des limites qu'il semble nécessaire d'atteindre. Presque tous les auteurs sont, du reste, aujourd'hui d'accord sur cette indication en rapport à la fois avec les notions pathologiques et l'expérience clinique. Lorsque l'état aigu sera franchement accusé, lorsqu'il y aura de la fièvre, de la chaleur et de la sécheresse de la peau, de la douleur lombaire vive, en un mot tous les caractères d'une congestion active, il faudra recourir aux émissions sanguines générales, qui ont une valeur bien supérieure aux saignées locales. L'hydropisie n'est pas une contre-indication, pourvu que l'état aigu soit bien caractérisé; il ne faudra pas craindre de revenir à la saignée le même jour ou les jours suivants, si les forces et la constitution de l'individu le permettent. Souvent la saignée est suivie presque immédiatement de la chute de la fièvre, de la décroissance de la douleur lombaire, de la cessation de l'hématurie; l'anasarque elle-même disparaît ou diminue considérablement. Si les saignées sont contre-indiquées par l'état général, si l'on a affaire à un organisme déjà appauvri, on aura recours aux sangsues ou aux ventouses scarifiées, mais sans en espérer le résultat rapide qui vient d'être indiqué. Souvent même, dans quelques cas, il sera préférable de ne tirer du sang en aucune manière, car si les émissions sanguines sont des moyens héroïques qui peuvent guérir la maladie en quelques jours, il ne faut pas oublier que, si l'on échoue, si la forme chronique se déclare, l'affaiblissement du malade, s'il n'aggrave point l'état des lésions rénales, viendra du moins favoriser le développement des symptômes qui en dépendent, comme par exemple les diverses hydropisies. Nous conseillerons donc d'employer la saignée, de l'employer largement même, mais à condition que les phénomènes d'acuité soient bien caractérisés. Dans ces cas, on pourra encore aider à l'action antiphlogistique par l'administration de la digitale ou de l'émétique. La diète et un repos absolu compléteront le traitement. Le ventre sera tenu libre; il ne faudrait même pas craindre de provoquer et de maintenir la diarrhée pendant quelques jours; mais pour remplir ce but tous les purgatifs ne sont pas indifférents; comme le recommande M. Jaccoud (1), il faut laisser complétement de côté, dans cette période, les purgatifs salins, qui exercent sur le rein une action irritante et congestive, et donner plutôt le séné, le calomel, l'huile de ricin et même les drastiques. Nous verrons au contraire que les purgatifs salins trouveront plus tard leur indication. C'est le même soin d'éviter toute congestion du côté du rein qui doit faire proscrire, à l'état aigu, les diurétiques, et particulièrement ceux qui, comme la scille, agissent vivement sur l'organe urinaire. Mais « un peu plus tard, » lorsque la fièvre est tombée, lorsque l'hématurie a cessé, une » indication spéciale se présente qui ne doit pas être négligée; » les tubuli sont obstrués en plus ou moins grand nombre par » les résidus de la fluxion hémorrhagique initiale, il convient » d'en ramener la perméabilité; il est donc indiqué de faire » passer à travers le filtre rénal une plus grande quantité de » liquide; le moyen le plus sûr et le plus inoffensif pour obtenir » ce résultat est l'usage des boissons alcalines abondantes: » faites prendre en vingt-quatre heures un litre de tisane de » chiendent additionné de 4 à 6 grammes de bicarbonate de » soude ou 2 grammes d'acétate de potasse ou de soude, et » vous provoquerez rapidement une sécrétion plus copieuse et » plus diluée, où le microscope vous révélera de nombreux » cylindres fibrineux (2) ».

Avant l'auteur que nous venons de citer, Niemeyer, Grainger Stewart, Bennet et Dickinson avaient insisté sur cette indication. Tous les auteurs, à cette période de la maladie, conseillent d'agir sur la peau. Mais il ne faut pas se dissimuler ici l'impuissance des agents diaphorétiques proprement dits, comme l'acétate d'ammoniaque par exemple, quoique les Anglais se louent beaucoup des poudres de Dower et de James. Il serait préférable de recourir à l'hydrothérapie, si ce moyen puissant n'avait pas besoin d'être manié par des mains très-exercées. Aussi la plupart des médecins ont-ils plutôt recours aux bains tièdes appliqués ainsi que nous le dirons bientôt. On lit, dans la thèse inaugurale de M. le docteur Delalande (3),

(1) *Clinique*, p. 697.

(2) Jaccoud, *Clinique*, p. 698.

(3) *Thèse de Strasbourg*, 1862.

que M. le professeur Kuss considère l'administration souvent répétée des bains d'air chaud et sec comme un moyen héroïque dans la période aiguë de la néphrite albumineuse. Dans ces conditions, on a encore signalé l'emploi avantageux des bains sulfureux, ces moyens si énergiques de réveiller les fonctions cutanées. Il est inutile d'insister sur l'hygiène de la convalescence, sur la nécessité, à cette époque, d'une alimentation réparatrice, de frictions sèches, de vêtements chauds.

Lorsque les moyens précédents ont échoué, la maladie passe à l'état chronique. Dans cette forme de la maladie et dans cette phase intermédiaire qui la sépare de l'état aigu, il ne peut plus être question des émissions sanguines. Beaucoup de médecins ont encore, dans cette période, la prétention d'agir sur le filtre rénal ; c'est dans ces idées qu'ils prescrivent beaucoup de substances astringentes qui s'élimineraient principalement par l'organe sécréteur de l'urine et le modifieraient en même temps qu'ils changeraient la crase du liquide sanguin.

Dans ce but ont été conseillés l'alun, le tannin, l'acide gallique, le perchlorure de fer, le seigle ergoté, le trichlorure de méthyle, les acides nitrique, sulfurique, phosphorique, l'iodure de potassium, certaines eaux minérales, les cantharides elles-mêmes. C'est aussi pour agir d'une manière spéciale sur l'appareil urinaire que l'on applique sur la région lombaire certains révulsifs, vésicatoires, cautères, moxas, etc.

Il y a longtemps que le tannin a été employé dans le traitement de la néphrite parenchymateuse. Déjà Rayer l'avait indiqué. Beaucoup d'essais furent faits ensuite, d'abord par Sampson (1), puis par Gardner (2), plus tard par Garnier (3), etc. Mais on remarqua bientôt que le tannin, à peine arrivé dans les voies circulatoires, se transforme, par oxydation, en acide gallique, et qu'il est éliminé par les urines sous cette forme ; de là à remplacer le tannin par cet acide, mieux toléré par l'estomac, du reste, il n'y avait qu'un pas.

(1) *Bulletin général de thérapeutique*, t. XXXIX, p. 327.

(2) *Bulletin général de thérapeutique*, t. LII, p. 360.

(3) *Archives de médecine*, 1859.

Nous trouvons dans les recueils périodiques une foule d'observations indiquant les succès de ces deux médicaments. Malheureusement, le plus souvent les auteurs n'ont pas précisé la période à laquelle la maladie était arrivée. Bien plus, dans les observations qui présentent quelques détails à ce sujet, nous voyons que le tannin a été employé contre des formes de néphrite qui guérissent le plus souvent sans traitement; ainsi M. Garnier l'a administré contre des néphrites suites de scarlatine, etc. Il est résulté pour nous de l'examen de ces faits que le tannin, comme l'acide gallique, peuvent être donnés à des doses assez élevées; qu'ils n'ont pas d'action fâcheuse sur les voies digestives; qu'au contraire ils réveillent les fonctions de l'estomac et les facilitent, qu'ils aident les malades à supporter les conséquences de leur maladie, sans aggravation de l'état général. Mais pour ce qui est de la néphrite albumineuse proprement dite, il ne paraît pas du tout démontré que ces agents aient une action modificatrice sur le rein. M. le professeur Gubler les regarde cependant comme très-avantageux, à cause d'une action diurétique pour lui incontestable. Pour nous, tous leurs bons effets nous paraissent être le résultat d'une action tonique ; et c'est à ce point de vue que nous conseillons de ne pas négliger leur administration.

Nous pourrions répéter pour l'alun les considérations développées plus haut. Nous arriverions à des conclusions semblables pour le perchlorure de fer, prescrit d'abord par le docteur Bourguignon et conseillé bientôt, en même temps que le seigle ergoté, par les docteurs Socquet et Chatin, médecins de l'Hôtel-Dieu de Lyon. Nous trouvons quelques détails sur leurs essais dans la thèse de leur élève, le docteur Hugues (1) et dans le rapport fait sur ce dernier travail par le docteur Perroud (2). MM. Socquet et Chatin ont administré ces médicaments dans des cas de néphrites parenchymateuses chroniques et à des individus débiles, misérables. Cette médication a eu d'abord pour résultat la disparition ou tout au moins une diminution notable de l'albumine dans les urines, et bientôt

(1) *Thèse de Paris*, 1862.

(2) *Gazette médicale de Lyon*, 1862.

la cessation graduelle de l'hydropisie. Nous ne pouvons pas mettre en doute les résultats avancés par ces médecins consciencieux. Mais nous le répétons, il faudrait être mieux renseigné sur la période exacte de la maladie. La néphrite albumineuse se présente sous des formes trop variées pour que la précision ne soit pas indispensable quand on veut établir l'efficacité d'un agent thérapeutique. Mais le traitement conseillé par les médecins lyonnais est logique et autorise à poursuivre les expériences. La plupart des praticiens qui ont prescrit le perchlorure de fer croient à une action spéciale de la part de ce médicament. Sans discuter ici cette opinion, nous croyons dans tous les cas qu'il ne peut se dépouiller, au point de vue de la médication tonique, de ses propriétés en tant que sel de fer; et nous verrons bientôt les succès que le docteur Catchart Lees a obtenus de l'emploi des préparations ferrugineuses.

Les acides sulfurique, phosphorique et surtout l'acide nitrique ont été employés dans le traitement de la néphrite albumineuse. Mais la critique que nous adressions aux observations relatives au tannin peut s'adresser à celles qui ont trait à l'acide azotique; on voit le docteur Haussen, de Trèves (1), annoncer quinze guérisons sur dix-huit cas à la suite de son administration. Forget (2), sur deux cas, en aurait guéri un, l'autre a succombé; M. le docteur Labut (3) cite, de son côté, un cas de guérison. Mais depuis l'annonce de ces beaux résultats, beaucoup de médecins l'ont prescrit sans en obtenir grand succès, et dans la plupart des cas où il a été employé, la médication a été complexe; en sorte qu'il est difficile de faire la part de chacun des agents. Comme le fait avec juste raison remarquer le docteur Abeille (4), le plus souvent cet acide a été prescrit d'une manière banale, sans que jusqu'ici personne ait cherché à déterminer ses indications spéciales.

Nous avons des renseignements trop incomplets sur les résultats obtenus par l'acétate de plomb ou le trichlorure de

(1) *Gazette des hôpitaux*, 1846.
(2) *Bulletin de thérapeutique*, 1847, t. XXXII.
(3) *Gazzetta medica de Milano*, 1846.
(4) *Traité des urines albumineuses et sucrées.*

méthyle employés, dit-on, avec succès en Allemagne, pour nous borner à autre chose qu'à une simple mention.

L'iodure de potassium a été essayé longtemps par divers praticiens dans la néphrite albumineuse. Prudente, et après lui le professeur Semmola (1), de Naples, lui attribuaient une influence considérable pour arrêter la dégénérescence du rein. Mais personne n'a plus insisté sur ce médicament et mieux formulé son emploi que M. Crocq, de Bruxelles (2). D'après ce médecin, le médicament ne possède toute son efficacité dans la néphrite albumineuse que s'il est employé à une dose suffisante. Aussi prescrit-il d'abord 2 à 3 grammes d'emblée pour 24 heures ; et ensuite il augmente de 1 gramme tous les deux ou trois jours jusqu'à ce qu'il soit arrivé à la dose de 10, 15 et même 20 grammes. M. Crocq s'arrête néanmoins avant cette dose, si l'action du médicament produit de bons résultats. Il a toujours vu l'iodure de potassium bien toléré, sans accidents d'iodisme. Du reste, il associe souvent à l'administration de l'iodure de potassium celle de l'iodure de fer, ou du tannin, ou du perchlorure de fer. Il est difficile de mettre en doute des succès qui ont eu pour témoins tous les élèves de la clinique ; nous désirerions seulement qu'on eût précisé toujours exactement la nature des cas dans lesquels l'iodure a été administré.

Dans les albuminuries dues à la syphilis, l'emploi de l'iodure de potassium trouve son indication la plus naturelle.

Théoriquement on aurait pu supposer que certaines eaux minérales, et particulièrement les eaux dites alcalines, bicarbonatées sodiques, étaient propres à exercer sur le rein une action détersive salutaire. Mais, d'après M. Durand-Fardel (3), les eaux de Vichy, comme du reste toutes les eaux minérales, sont formellement contre-indiquées lorsque l'état d'hydropisie présente un certain développement. Lorsqu'il n'y a qu'un très-faible degré d'infiltration séreuse, on peut les employer sans inconvénient ; leur action tonique à faible dose se ferait alors sentir

(1) *Bulletin général de thérapeutique*, t. LXIII.

(2) Crocq, *Traitement de la néphrite par l'iodure de potassium* (*Bull. de thérap.*, t. LXIII, p. 234-235.

(3) *Maladies chroniques*, t. II, p. 378.

d'une manière très-favorable. Mais jamais, ajoute M. Durand-Fardel, je n'ai vu l'usage des eaux de Vichy, soit transportées, soit prises sur place, et sous toutes les formes appropriées, influencer d'une manière appréciable la proportion de l'albumine des urines.

Une appréciation semblable pourrait être donnée pour les eaux de Pougues, souvent conseillées, et pour les eaux ferrugineuses qu'on prescrit d'habitude aux malades anémiés. Il est bien évident ici qu'elles n'interviennent que par leur action tonique.

L'action remarquable exercée par les balsamiques sur l'appareil urinaire devait porter à expérimenter la térébenthine, le copahu ; nous ne pouvons que signaler leur action nuisible.

Quant à la cantharide, elle a d'abord été employée par Wels (1), probablement dans l'idée d'une action modificatrice ou substitutive, puis par Rayer (2) et Fonssagrives (3). Rayer regarde cette médication comme incertaine, tandis que Wels et Fonssagrives affirment avoir vu, dans certains cas, l'albumine disparaître de l'urine et l'hydropisie diminuer. Mais en face de quelques cas d'amélioration passagère, il est facile d'opposer une liste de nombreux insuccès. Ce qui manque à l'emploi bien dirigé de la cantharide comme de la plupart des médicaments que nous avons passés en revue, c'est la notion d'une indication précise. Pour notre part, du reste, nous aurions la plus grande répugnance, même en face de succès avérés, à employer une substance dont l'action sur le rein est incontestablement irritante, et que nous avons vue dans quelques cas, rares, il est vrai, donner lieu à une néphrite albumineuse qui a passé à l'état chronique.

Cette considération seule suffirait pour nous faire repousser les applications répétées de vésicatoires à la région lombaire, applications qui auraient donné des cas de guérison entre les mains de certains praticiens. Si nous croyions nécessaire l'action des agents vésicants, nous préférerions nous servir du garou, de

(1) Cité par Valleix, t. IV, p. 48.

(2) *Ibid.*

(3) *Ibid.*

la pommade de Gondret, ou la teinture d'iode. Bright et plus tard Rayer n'hésitaient pas à conseiller une médication révulsive sur la région lombaire, et prétendaient avoir obtenu de bons résultats des cautères, des moxas, des sétons, des vésicatoires appliqués le long de la colonne vertébrale. Nous manquons d'éléments d'appréciation pour juger l'action des révulsifs dans la néphrite albumineuse. Mais nous pensons que dans tous les cas, il serait prudent de s'abstenir de ces moyens lorsque la région lombaire est infiltrée de sérosité; car la présence d'un vésicatoire ou d'un cautère pourrait y déterminer un érysipèle phlegmoneux et des eschares gangréneuses. Il serait préférable, si les révulsifs étaient indiqués, d'avoir recours à des sinapismes ou à des ventouses sèches qu'on pourrait multiplier non-seulement sur les lombes, mais encore sur d'autres régions. M. Verneuil (1) a récemment publié un cas de phlegmon diffus consécutif à une saignée du bras, chez un albuminurique; de tels accidents doivent toujours faire redouter un traumatisme quelconque dans l'albuminurie.

Dans l'impossibilité de modifier le plus souvent d'une manière directe la lésion rénale, on a dû s'attaquer aux symptômes et aux accidents qu'elle détermine, sinon pour les faire disparaître, du moins pour les atténuer.

A l'affaiblissement général de l'économie déterminé par la *perte continue de l'albumine*, on a opposé les toniques, un régime réparateur, des diététiques spéciales.

On a combattu l'*hydropisie* en cherchant à dévier du côté des reins, de la peau, du tube digestif, l'activité sécrétoire qui se porte sur le tissu cellulaire et les séreuses.

Enfin on a essayé de pourvoir aux accidents qui sont la conséquence de l'altération du sang déterminée par la lésion du rein, et particulièrement à l'*urémie*.

Quelles que soient les opinions qui aient régné sur la pathogénie de la néphrite parenchymateuse, tous les praticiens ont regardé en tout temps les *toniques* comme indiqués dans le traitement de cette maladie; mais personne n'a plus insisté, à ce

(1) *Gazette des hôpitaux*, 11 février 1869.

sujet, que le docteur Nonat (1), ainsi qu'il résulte du compte rendu de sa clinique, par Aran, et de la thèse du docteur de Choudrens (2). Nous trouvons dans ces travaux des observations intéressantes qui montrent l'heureuse action d'une alimentation réparatrice, du fer et des préparations de quinquina. Le docteur Catchart Lees, professeur à l'université royale d'Irlande, a signalé de bons résultats et même des guérisons complètes obtenues par les préparations ferrugineuses (3). Mais ici encore nous manquons de détails sur le degré de la maladie. M. le professeur Sée a obtenu des succès par le tartrate de fer uni à une diététique spéciale.

C'est surtout comme tonique qu'il faut interpréter l'action de certaines substances que nous avons vu préconiser telles que le tannin, l'acide gallique, le perchlorure de fer. Nous ne pouvons pas envisager, à un autre point de vue, la manière d'agir de la noix vomique que Gamberini prescrivait à petites doses unie au tannin (4). Il est bien certain que ce médicament ne peut avoir aucune influence sur la lésion du rein ; mais il trouve son indication, comme stomachique, dans l'état dyspeptique qui vient souvent la compliquer. L'arsenic, qui à petite dose a souvent donné de bons résultats, agira non plus comme un tonique proprement dit, mais comme un *agent d'épargne*, ainsi que l'établissent définitivement les dernières recherches du docteur Lolliot (5).

Mais le régime doit principalement nous arrêter. Ici même, comme nous l'avons dit plus haut, la théorie sur la nature de la maladie s'est reflétée dans la pratique. Le professeur Semmola, de Naples, qui voit l'origine de l'affection dans un défaut d'oxydation des matières protéiques, conseille un régime exclusivement féculent (6). Chacun sait que depuis long-

(1) Aran, *Compte rendu de la clinique du docteur Nonat* (*Union médicale*, septembre 1847).

(2) De Choudrens, *Thèse*, 1861, n° 62.

(3) *Du traitement de la néphrite albumineuse* (*Bulletin de thérapeutique*, t. XLIII, p. 152).

(4) *Bulletin de thérapeutique*, t. LXII, p. 277.

(5) Lolliot, *Action physiologique de l'arsenic*. Thèse de Paris, 1868.

(6) *Bulletin général de thérapeutique*, t. XLIII.

temps, tout en insistant sur un régime substantiel et réparateur, M. Gubler proscrit les aliments fortement albumineux, et en particulier les œufs et tous les mets qui en renferment : les crèmes, la brioche, les échaudés, les biscuits, etc. (1). Partant, au contraire, de l'idée de l'appauvrissement du sang en albumine, d'autres médecins ont conseillé des diètes exclusivement albumineuses. Nous ne croyons pas qu'aujourd'hui il soit possible de formuler une opinion exacte sur des traitements si différents. Mais ce que nous pouvons constater, ce sont les bons effets produits par un régime fortement animalisé par des vins généreux : bourgogne et bordeaux.

M. Sée, regardant comme l'indication fondamentale de la maladie l'action reconstituante, donne à ses malades, comme nourriture exclusive, de la viande crue à la dose de 300, 400 et même 500 grammes par jour, et il aide ce régime réparateur par l'administration de 4 ou 6 grammes de tartrate de fer. Il n'attribue du reste à la viande crue aucune action spécifique; il ne voit en elle qu'un aliment plus réparateur et plus facile à digérer que tous les autres. Nous avons vu, dans ces derniers temps, dans son service, trois malades soumis à cette médication; leur état s'est amélioré avec une rapidité surprenante. Nous tenons de plus de notre ami M. Fournier, que chez un malade de la ville soumis par M. Sée et lui, à cette médication, les hydropisies disparurent complétement en même temps que l'albumine n'était plus retrouvée dans l'urine. Il y eut, il est vrai, un mois plus tard, un retour de l'hydropisie, mais sans albumine dans les urines.

A propos de diététiques spéciales, nous devons parler du traitement de la néphrite parenchymateuse par la médication lactée; il est très-probable que cette médication, en usage depuis un temps immémorial contre les hydropisies, en général, a dû souvent être employée contre des épanchements dépendant des lésions rénales. Chrestien, de Montpellier, remit, il y a quarante ans, cette médication en honneur; il prescrivait exclusivement à ses hydropiques la diète lactée. Serre, d'Alais, bien plus tard, tout en insistant sur l'usage du lait, n'en donnait qu'une quantité à peine suffisante pour calmer la soif du

(1) *Bulletin de thérapeutique*, 1865, t. LXVIII, p. 246.

malade, et de plus, ajoutait au traitement quelques soupes au pain, et l'usage de l'oignon cru. Ce traitement, employé d'une manière sévère, est intolérable. Du reste, Chrestien et M. Serre, appliquaient le traitement par le lait à la plupart des hydropisies; le docteur Guignet (1), et plus tard Lecocq (2) en firent l'application à la néphrite parenchymateuse. M. Niemeyer insiste vivement sur les bons résultats du lait, et rappelle les succès obtenus par un de ses élèves, le docteur Schmidt (3). Sous l'influence de la diète lactée, il en a obtenu la disparition de l'hydropisie; mais l'urine continuait à renfermer de grandes quantités d'albumine; comme le fait observer le professeur allemand, le lait ne combat que le symptôme hydropisie, « mais pour peu que l'on songe que l'hydropisie » contribue à hâter la fin de ces malades, on comprend toutes » les ressources qu'offre un moyen qui combat cette hydropisie » d'une manière ausi efficace que le lait ». La conclusion de Niemeyer est celle à laquelle nous nous rallions; nous ne croyons pas que la néphrite parenchymateuse chronique puisse voir ses lésions locales s'amender par la diète lactée, et il est facile, en discutant les observations qui ont été données comme des cas de guérisons, de voir qu'on avait affaire à des néphrites aiguës, et souvent à des variétés qui guérissent sans traitement. A l'occasion de la persistance de l'albumine pendant la médication lactée, il nous paraît curieux de rappeler que dans un cas, M. Peter a vu l'albumine remplacée dans les urines par de la caséine pendant tout le temps de l'administration du lait (4). Des expériences comparatives faites sur d'autres malades ont bientôt convaincu M. Peter que le fait qu'il avait observé était exceptionnel.

Que l'on recoure à un régime substantiel ordinaire, ou que l'on use d'une des diètes spéciales qui ont été indiquées, ce qui est important, nous le répétons, c'est de réparer les pertes en albumine; et si des malades appartenant aux classes riches

(1) Guignet, *Bull. général de thérap.*, 1857, t. LIII, p. 337.

(2) Lecoq, *Bull. général de thérap.*, t. LXIV, p. 193.

(3) Niemeyer, t. II, p. 25 et 26, 2e édition.

(4) *Bulletin de thérapeutique*, t. XLIII.

ou « aisées de la société peuvent supporter la perte de cette albumine pendant des années entières, cela tient uniquement à la facilité qu'ils possèdent de réparer les pertes de chaque jour » (Niemeyer). Du reste, les autres conditions hygiéniques ne doivent pas être négligées. On recommandera aux malades les vêtements de flanelle; on leur fera faire des exercices dans la mesure de leur force, et autant que possible en plein air. On leur fera quitter les habitations froides et humides; le malade devra éviter surtout la fraîcheur du soir; « on lui recom» mandera l'habitation à la campagne en plein midi, dans un » lieu sec, et si faire se peut dans une contrée méridionale, » par exemple sur les rivages de la Méditerranée (Gubler). » Ajoutons cependant que cette question de climatologie, pour être résolue d'une manière positive, demanderait des éléments qui font complétement défaut aujourd'hui.

Lorsque les moyens dont nous venons de parler n'ont pu empêcher l'hydropisie de se montrer, ou n'ont pu l'arrêter dans son développement, quand elle existe déjà, il ne reste plus qu'à combattre directement ce symptôme, en excitant les fonctions des reins, de l'intestin, de la peau.

Les diurétiques ne rencontrent plus dans cette période les contre-indications signalées dans l'état aigu; les altérations du rein ne paraissent plus en ce moment souffrir de leur emploi; mais la difficulté est justement de susciter la diurèse dans un organe en partie atrophié; d'autre part les auteurs sont loin de s'accorder sur les effets des diurétiques. Tandis que les uns les préconisent (Christison), que d'autres les considèrent comme nuisibles (Osborne), Rayer regarde le bénéfice qu'on en retire comme fort incertain. De l'analyse attentive d'un grand nombre d'observations, nous croyons, au contraire, à une influence très-favorable toutes les fois qu'on réussit à augmenter la sécrétion urinaire; il n'y a pas à courir, avec les agents qui agissent sur le rein, les dangers que nous rencontrerons pour exciter la peau ou l'intestin.

Nous ne pouvons passer ici en revue tous les diurétiques qui ont été employés dans les hydropisies; nous allons seulement énumérer ceux que l'on a employés de préférence dans la néphrite albumineuse : la scille et la digitale, conseillées par presque tous les médecins; le raifort sauvage et les fleurs de genêt qui ont donné de bons effets entre les mains de Rayer; l'uva-ursi recommandée par Bright; la crème de tartre, par Christison ; le caïnca, par Becquerel. M. Gubler regarde comme diurétiques très-efficaces la plupart des toniques astringents, comme l'acide gallique et le tannin; en sorte que, d'après lui, ils devraient être employés de préférence. Il faut, dit M. Durand-Fardel, recommander dans l'emploi des diurétiques une certaine persévérance, car leur action se fait quelquefois attendre; en varier les formules, lorsque les premiers essais paraissent rester stériles.

Si les diurétiques demeurent impuissants, on aura recours aux purgatifs dont toutes les variétés ont été essayées : sulfate de magnésie, sirop de nerprun, jalap, gomme-gutte, calomel, huile d'épurge, et presque tous les auteurs s'accordent sur leur utilité; mais presque tous aussi constatent la difficulté de maintenir leur action dans des limites physiologiques, et le danger d'une irritation exagérée; aussi M. Gubler (1) repousse les drastiques qui « provoquent à la longue une irritation » pouvant aller jusqu'à l'entéro-colite, et déterminent en défi» nitive une complication à la place d'une révulsion qu'on pré» tendait obtenir; les sels neutres n'ont pas cet inconvénient; » en outre, ils attirent plus d'eau, et préviennent plus sûre» ment les effets de cette pléthore hydroémique si favorable » aux épanchements diffus dans les séreuses et dans les mailles » du tissu cellulaire. »

L'importance de la peau, comme appareil d'excrétion, d'une autre part ses relations de sympathie avec le rein signalées depuis longtemps par la pathologie et la physiologie expérimentale, devaient porter les praticiens à diriger sur l'enveloppe cutanée les agents de stimulation; malheureusement, si l'indication est facile à préciser, elle est difficile à remplir; nous avons déjà signalé l'impuissance des médicaments diaphorétiques proprement dits : les frictions médicamenteuses, principalement avec les teintures de scille et de digitale, n'ont jamais donné aucun résultat, les frictions sèches, le massage, qui pour-

(1) *Loc. cit.*, p. 243.

raient être très-utiles, s'emploient difficilement sur une peau distendue par la sérosité et prête à s'enflammer; les bains chauds suivis de l'enveloppement dans une couverture de laine, ont donné à Liebermeister des résultats très-satisfaisants. Niemeyer a obtenu par cette méthode, chez un malade, « une production » de sueur tellement abondante que dans un bassin placé » sous le lit, on pouvait recueillir jusqu'à 800 centimètres » cubes de ce liquide qui avait traversé la literie. Tous ces ma- » lades ont été pesés avant et après la transpiration, et il résulte » des observations cliniques que chaque opération leur faisait » perdre deux, trois, quatre livres et plus de leur poids. »

On répétait ces bains plus ou moins fréquemment suivant la tolérance des malades; quelques-uns furent tellement épuisés et fatigués qu'il fallut les discontinuer; d'autres n'en obtinrent aucun résultat; chez un malade se développèrent des convulsions urémiques dès que l'hydropisie eut commencé à diminuer; le professeur allemand remarque que l'énorme perte de parties aqueuses faite par la peau rend le sang plus concentré. On peut s'expliquer ainsi la résorption des liquides interstitiels; mais ces derniers contenaient, dans la néphrite, de l'urée et peut-être d'autres matières excrémentitielles; il n'est pas impossible qu'une soustraction aqueuse énergique vienne à favoriser l'accumulation de ces matières dans le sang, et contribue ainsi à provoquer les phénomènes de l'urémie.

Marchal de Calvi (1) a signalé de son côté les dangers des congestions dans les bains de vapeur. Nous croyons cependant que ces moyens peuvent donner de très-bons résultats pourvu qu'on surveille attentivement les malades.

M. Fleury a rapporté plusieurs observations qui montrent les résultats heureux de sa pratique hydrothérapique. Il est certain que cette méthode est incontestablement supérieure à l'emploi des bains chauds qui sont moins facilement tolérés, qui produisent un relâchement général dans tout l'organisme, et n'ont pas surtout le double avantage d'exciter la peau et d'avoir un retentissement général sur toute l'économie, mais dans aucune maladie la vigilance du médecin n'est plus in-

(1) *Moniteur des hôpitaux*, 1855.

dispensable que dans l'application de l'hydrothérapie au traitement de la néphrite albumineuse. Une erreur de durée dans l'application du froid peut amener une réaction défectueuse, fatale; c'est la difficulté d'une réaction suffisante qui rend le plus souvent l'hydrothérapie impraticable dans la maladie qui nous occupe; elle peut réussir très-bien au début de l'affection, alors que l'hydropisie est peu marquée, et que l'organisme n'a pas perdu toute sa force de résistance; mais elle sera dangereuse chez les sujets affaiblis.

« Pour que les pratiques hydrothérapiques puissent être » appliquées avec sécurité, il faut que l'organisme soit suscep- » tible d'une réaction effective, et que cette réaction ne puisse » manquer de s'effectuer franchement vers la périphérie. Autre- » ment l'ébranlement produit par la soustraction rapide du » calorique expose à des congestions dont les conséquences » sont absolument inverses de ce que l'on veut déterminer; or, » indépendamment des conditions défavorables que présente » l'état général, les infiltrations séreuses sous-cutanées oppo- » sent en général une grande résistance à la réaction périphé- » rique; il semble que le système cutané s'isole en quelque » sorte du reste, et que les communications de circulation et » d'innervation deviennent d'une extrême difficulté entre la » périphérie et les régions profondes de l'économie. En un mot, » la peau ne répond que très-imparfaitement à l'appel qu'on » lui adresse, et c'est là une condition non-seulement d'in- » succès, mais encore de péril, dans l'emploi de l'hydrothé- » rapie dans la plupart des hydropisies (1). »

Tels sont les moyens de combattre l'hydropisie; il est évident que le praticien ne les emploiera pas tous d'une manière indifférente. Indépendamment des indications et des contre-indications générales que nous avons essayé de donner, il y a les indications particulières qui se rapportent, non plus à la maladie, mais au malade; tel individu répond facilement aux diurétiques; tel autre aux purgatifs, etc., etc.

Mais il arrive trop fréquemment que malgré tous les moyens employés, l'hydropisie augmente et menace la vie des ma-

(1) Durand-Fardel, *Maladies chroniques*, p. 376, t. II.

lades ; doit-on provoquer alors artificiellement l'expulsion de la sérosité accumulée dans le tissu cellulaire ou dans le péritoine à l'aide des mouchetures ou de la paracentèse? Rayer s'est élevé contre l'emploi de ces moyens, mais nous pensons qu'on ne doit point les proscrire, pourvu toutefois qu'on ait la précaution :

1° De n'y avoir recours que lorsque l'hydropisie met en danger la vie du malade ou lorsque la peau subissant une distension extrême est menacée dans sa vitalité.

2° D'éloigner toutes les causes qui peuvent donner naissance à une péritonite ou bien à des érysipèles gangréneux ; M. Jaccoud (1) recommande pour les mouchetures le procédé de Traube, qui consiste à faire avec une lancette des incisions profondes et longues de quelques lignes ; il suffit, d'après lui, d'une ou de deux incisions de ce genre pour amener un écoulement suffisant ; un fait qu'il ne faut pas oublier, c'est que la déperdition d'une grande quantité de sérosité est une nouvelle cause d'appauvrissement de l'organisme ; de là, la nécessité d'insister à ce moment sur le régime réparateur. C'est en prenant les précautions que nous venons d'exposer que M. Nonat a obtenu des résultats très-favorables (2).

Le traitement que nous venons de développer est surtout applicable à la néphrite albumineuse déterminée par le froid.

Nous avons vu que si le plus souvent, nous ne pouvons agir sur la lésion locale, nous ne sommes pas complétement désarmés vis-à-vis des symptômes qui, le plus fréquemment, donnent à la maladie toute sa gravité.

Dans la néphrite liée à l'alcoolisme, même dans sa période aiguë, on devra être sobre de toute espèce d'émissions sanguines, insister sur les toniques et veiller à rétablir avant tout es fonctions digestives.

Dans la néphrite albumineuse entée sur un tuberculeux, on

(1) *Clinique*, p. 701.

(2) Aran, *loc. cit.* — De Choudrens, *ibid.*

prescrira, mais sans espoir d'améliorer l'état du malade, l'huile de foie de morue, l'iode et ses composés.

S'il y a de l'albumine dans les urines avec des antécédents ou des symptômes actuels de syphilis, on pourra avoir recours au mercure, à l'iodure de potassium et aux eaux sulfureuses. S'il y a des phénomènes de cachexie, les eaux de Challes sont prescrites, aussi bien que le traitement par l'iodure de potassium (Melsens et Natalis Guillot) ; l'eau de Challes, qui contient des sulfures et des iodures, aura l'avantage de favoriser l'élimination du mercure par les urines.

On a recommandé, dans la néphrite goutteuse, les alcalins et le carbonate de lithine (Gubler).

Il nous reste, pour terminer le traitement des néphrites albumineuses, à dire quelques mots de la thérapeutique d'un accident qui, susceptible de se montrer à tous les degrés et dans toutes les formes, vient subitement donner à la maladie une gravité extrême et peut déterminer rapidement une issue funeste, l'*urémie*.

Le traitement peut être prophylactique ou curatif (1).

Frerichs, se basant sur une théorie sur laquelle nous n'avons pas à revenir, avait proposé d'administrer, pour prévenir ou guérir l'urémie, les acides chlorhydrique ou benzoïque qui devaient faire, avec l'ammoniaque en excès dans le sang, des sels sans action nuisible. Ce traitement n'est justifié ni par la théorie, ni par l'expérience. Ce qu'il faut chez les malades atteints de néphrite, c'est de veiller à l'état de l'urine au moins autant qu'aux symptômes prodromiques ; toutes les fois que l'analyse viendra démontrer que la totalité de l'urine excrétée ne contient plus la quantité absolue d'urée dont l'économie doit se débarrasser en vingt-quatre heures, si les autres sécrétions n'en renferment pas en excès, il faut imiter la nature, qui, dans les cas d'insuffisance du rein, nous montre souvent cet organe suppléé par la peau ou l'intestin.

1° Sur la peau, on agira par les vêtements, les exercices, les bains ; nous y avons insisté à propos de l'hydropisie.

(1) Voyez aussi, pour la thérapeutique de l'urémie : Fournier, *Thèse sur l'urémie*, 1863. — Patay, *Étude sur l'urémie*, année 1865, thèse n° 262.

2° Sur le tube digestif, par les évacuants, le plus souvent par les purgatifs, en tenant compte des considérations développées plus haut ; on pourra quelquefois ordonner les vomitifs, comme l'a fait le docteur Lange (1), qui a employé l'émétique avec succès.

L'urémie confirmée, il ne reste plus de ressources que dans la médecine des symptômes.

Dans les convulsions, nous emploierons la saignée, le chloroforme, la compression des carotides, sans avoir recours à l'action incertaine des antispasmodiques (musc, valériane, etc., etc.).

Les affusions froides seront réservées pour le délire.

Dans le coma, un traitement excitant (sinapismes sur de larges surfaces, marteau de Mayor) sera employé avec avantage.

(1) *Gazette des hôpitaux*, 22 nov. 1864.

INDICATIONS BIBLIOGRAPHIQUES

DES AUTEURS CITÉS DANS CE MÉMOIRE

Abeille. Traité des maladies à urines albumineuses et sucrées. Paris, 1863.

Ball (Thèse d'agrégation, 1866, p. 43) et Charcot, article Argent du Dictionnaire encyclopédique.

Bamberger. Ueber die Beziehungen zwischen Morbus Brightii und Herzkrankheiten, Virchow's Archiv., 1857.

Basham. On dropsy Connected with disease of the Kidney (Morbus Brightii). London, 1862.

Bareswil et Cl. Bernard. Sur les voies d'élimination de l'urée après l'extirpation des reins. Arch. gén. de médecine. Avril 1847.

Beale (L.). 1° De l'urine, traduction française, p. 236 ; 2° Lectures on Urinary Deposits. In British Med. Journ., 1859.

Becquerel. 1° Séméiotique des urines, etc., suivie d'un traité de la maladie de Bright aux différents âges. Paris, 1841 ; 2° et Rodier : De l'anémie par diminution de proportion de l'albumine du sang et des hydropisies qui en sont la conséquence. Acad. méd., 1850 ; 3° et Vernois, De l'albuminurie et de la maladie de Bright. Mon. des hôpit. 1856; 4° (De la non-existence de l'albumine dans les urines normales et de l'infidélité de l'action du chloroforme comme réactif de l'albuminurie, Académie des sciences, 1857.

Begbie. 1° On Temporary Albuminuria, more particularly as occurring in the Course of Certain Febrile or other acute Diseases, Monthly Journ., 1852; 2° On the Coagubility of the urine in Scarlatina. Observations on the urine in Cholera, Monthly Journ., 1849.

Behier et Hardy. 1° Traité de Pathologie interne, t. III, 1869 ; 2° Conférences de Clinique médicale, 1864.

Beckman. 1° Zur Kenntniss der Niere, Virchow's Archiv, 1857 ; 3° Ueber hæmorrhagische Infarkte der Nieren, Virchow's Archiv, 1861.

Bellini. De Structurâ et usu renum hominis. Lugd. Batav., 1726.

Cl. Bernard. 1° De l'influence du système nerveux sur la composition des urines, Acad. des sc., 1849 ; 2° Leçons sur le système nerveux ; 3° Leçons de physiologie expérimentale, professées au Collége de France, 1856.

Cl. Bernard et Barreswill. Arch. générales de médecine, 4e série, t. XVIII, p. 460.

Bertin. Mémoire pour servir à l'histoire des reins.

Blot. Albuminurie des femmes enceintes, Thèse inaug. Paris, 1849.

Bouchut. 1° Anasarque et albuminurie, suite de rougeole, Gaz. des hôpit., 1856 ; 2° et Sim. Empis. De l'albuminurie dans le croup et les maladies couenneuses, Acad. des sciences, 1858.

Bouillaud. 1° De l'albuminurie cantharidienne, Revue médico-chirurgicale. Paris, 1848 ; 2° Clinique médicale de la Charité, Paris, 1837. Nosographie médicale, t. III.

Bowman. Philosophical Transactions, 1842.

Brown-Séquard. Des paraplégies réflexes, 1862.

Bright. 1° Report of medical Cases selected with a wiew of illustrating the Symptoms and Cure of Diseases by a Reference to morbid Anatomy, 1827-1831 ; 2° On the Functions of the Abdomen and some of the Diagnostic Marks of its Disease. London med. Gaz., 1833 ; 3° Cases and Observations illustrative of Renal Disease, accompagnied with the Secretion of Albuminons Urines, Guy's Hospital Reports ; 4° On Abdominal Tumours and Intumescence, illustrated by Cases of Renal Diseases, Guy's Hospital Reports, 1839 ; 5° Tabular wiew of the morbid apparences, and Reports of Medical Cases. London, 1827.

Castellanos. De l'Hypertrophie du ventricule gauche à la dernière période de la maladie de Bright, Thèse de doctorat, 1868.

Challan. Thèse de Strasbourg, 1865.

Charcot et Cornil. Contributions à l'étude des altérations anatomiques de la goutte, Société de biologie, 1865 ; — et Ball. Article Argent du Dictionnaire encyclopédique.

Christison. 1° Observations on the Variety of Dropsy wich depends on Diseased Kidney, Édimb. med. and surg. Journal, 1829 ; 2° On granular Degeneneration of the Kidneys and its Connection with Dropsy, Inflammation and other Diseases, Edinb. and London, 1839 ; 3° Article Diabètes, in twedees Library of Medicine, t. IV.

Chrzonszczewsky. Virchow's Archiv, t. XXXI, p. 153.

Civiale. Maladies des organes génito-urinaires, 3e édition.

Colberg. Centralblatt, 1863, nos 48 et 49.

Conheim. Dégénérescence graisseuse du rein dans la maladie des trichines, Schmidt's Jahrb., t. 138, p. 92, 1868.

Colin. Néphrite tuberculeuse aiguë, Gaz. hebdom., 1863.

Cornil et Ranvier. 1° Manuel d'histologie pathologique, 1869, p. 71 ; — et Charcot Contributions à l'étude des altérations anatomiques de la goutte, Société de biologie, 1863 ; — Société anatomique, 1866 ; — Tumeurs du col de l'utérus, Journal de l'anatomie, 1864 ; 5° Journ.

de l'anatomie, mars et avril 1868, p. 214; — et Hérard. De la phthisie pulmonaire; — Compl. du rhumat., chron. Soc. de biologie, 1864. Mém., p. 25; — Mémoire sur les lésions anatomiques du rein dans l'albuminurie, Thèse inaug. 1864.

Cossy. Gazette médicale, 1846.

Christison. Edinburgh med. Journal, 1856. Observ. d'empoisonnement par l'arsenic.

Cruveilhier. Anatomie pathologique générale, 1849-1864.

Cruzel. Pathologie bovine.

Davaine. Traité des entozoaires, 1860.

Delaruelle. Société anatomique, 1846, t. XXI, p. 410.

Dickinson. 1° Médico-chir. Transactions, 1861, p. 170, et Pathology and treatment of albuminuria. London, 1868, in-8; 2° Two essentially distinct Conditions of Kidney giving Rise to what is called Bright's Disease in British med. Journ., 1859; 3° On Diseases of the Kidney accompagned by Albuminuria. Royal med.-chir. Soc. (1860); 4° On the Pathology and treatment of Albuminuria. London, 1868.

Dörger. Symptomatologie de l'endocardite qui accompagne le rhumatisme, Thèse inaug. Wurzburg, 1865.

Dupuytren et Thenard. 1° Annales de Chimie, t. LIX, 1806; 2° Bull. Faculté de méd., 1806.

Dybkowsky. Medicinisch. Chemische Untersuchungen aus dem Laboratorium von Hoppe Seyler. Berlin, 1866.

Empis et Bouchut. 1° De l'albuminurie dans le croup et les maladies couenneuses, Acad. des sc., 1858: 2° De l'albuminurie, Gazette des hôpitaux, 1862.

Eulenberg. Berlin. klin. Wochenschr., t. II, 1865.

Ferrein. Sur la structure des viscères nommés glanduleux et particulièrement sur celle des reins et du foie, Mémoires de l'Acad. des sciences de Paris, 1769.

Fischer. 1° Étude sur la néphrite amyloïde. Berlin. klin. Wochenschr., t. III, 1866. 2° Die septische Nephritis. Centralblatt, 26 décembre 1868, p. 890.

Fletwod Churchill. Dublin quarterly Journal of medical sciences, 1854.

Follin. Leçons sur l'exploration de l'œil, 1863.

Foerster. Handbuch der speciellen pathologischen Anatomie. Leipzig, 1863.

Fournier. Thèse d'agrégation, De l'urémie, 1863.

Frerichs. Die Brightische Nierenkrankheiten und deren Behandlung Braunschweig, 1851.

Fritz, Ranvier et Verliac. Archives générales de médecine, 1863, t. II. Mémoire sur la stéatose dans l'empoisonnement par le phosphore.

Funke. 1° Ueber das endosmotische Verhalten der Peptone, Archiv für Anatomie; 2° Lehrbuch der Physiologie. Leipzig, 1863; 3° Atlas.
Gallois. Essai physiologique sur l'urée et les urates, Thèse de Paris, 1857.
— De l'inosurie, Mémoires de la Société de biologie, 1863.
Gallouin. Arch. gén. de médecine, 1863, t. II, p. 498.
Garrod. De la goutte, traduction française par M. A. Ollivier, avec notes de M. Charcot, 1867.
B. Garrod. 1° Observations on Certain pathological Conditions of the Blood and Urine in Gout, Rhumatism, and Bright's Disease. Medico-Chirurg. Trans.; 2° On Dropsy following Scarlet Fever. The Lancet, 1848.
Gendrin. Histoire anatomique des inflammations, 1827.
Gintrac, Journ. de Bordeaux, Cas d'abcès rénal, avril 1867.
Grainger-Stewart. Practical treatise on Bright's Diseases of the kidney. Edinburgh, 1868.
Griesinger. Infektionskrankheiten, Virchow's Handbuch Erlangen, 1857.
Grisolle. Traité de pathologie interne, t. I, 1865.
Gross. Thèse de Strasbourg, 1868.
Gubler. 1° De la paralysie amyotrophique, Société de biologie, 1861; 2° Article Albuminurie du Dictionnaire encyclopédique. t. II: 3° Sur les variations diurnes de l'albuminurie, Soc. Biologie, août 1852; 5° Traitement de l'albuminurie. Bull. de thérap. Mars, 1865.
Guiraud. Thèse de Paris, 1865.
Guizot. Thèse inaug., 1866. Empoisonnement par les cantharides.
Goll. Med.-chir. Transact. Vol. 39, 1856.
Hammond. Transactions of the Americ. med. Association, 1857.
Hamon. De la nature névrosique de l'albuminurie. Gazette médicale de Paris, 1861.
Hardy et Béhier. Traité de pathologie interne, t. III, 1869.
Harley. Medico-chir. Transactions et Arch. génér. de méd., mai 1865. Hématurie endémique du cap de Bonne-Espérance.
Henle. Zur Anatomie der Nieren. Gœttingen, 1862.
Hermann. Ueber den Einfluss des Blutdruckes auf die Secretion des Harns. In Zeitschr. f. rat. Medez, t. XVII, 1863.
Hertz. Kystes du rein, Virchow's Archiv, t. XXXIII, 1865.
Hofer. Ann. vétérin. de Belgique, 1854.
Hérard et Cornil. 1° De la phthisie pulmonaire; 2° de l'action de l'acide nitrique sur les urines albumineuses, Union méd., 1850.
Hertwig et Hering. Pathologie et thérapeutique. Stuttgard, 1849.
Huguenin. Pathologische Beitrage, analysé dans Centralblat, n° 56, 1868.
Huzard. Journal de médecine, de chirurgie et de pharmacie, janvier 1788.
Jaccoud. 1° Thèse de doctorat, Des conditions pathogéniques de l'albumi-

nurie; 2° Article ALBUMINURIE du Nouveau Dictionnaire de médecine et de chirurgie, t. Ier; 3° Leçons cliniques, 1867.

Jaksch et Finger. Deutsche Klinik, 1850.

Johnson. Forms and stage of Bright's Disease, Medic.-chir. Trans., 1859.

Imbert-Gourbeyre. Du traitement de la maladie de Bright par l'arsenic, Gaz. méd., 1863.

König. Praktische Abhandlung Ueber die Krankheiten der Niere.

Klebs. Méningite cérébro-spinale, Virchow's Archiv, t. XXXIV, novembre 1865.

Kirkes. Medico-chir. Transact., 1852.

Kölliker. Handbuch der Histologie, Fünfte Auflage, 1867.

Lancereaux. 1° Article ALCOOLISME du Dictionnaire encyclopédique, t. II; 2° Traité historique et pratique de la syphilis, 1866; 3° Études sur les lésions viscérales susceptibles d'être rattachées à la syphilis constitutionnelle, Gazette hebdomadaire, 1864.

Lafosse. Pathologie vétérinaire.

Landouzy. De la coexistence de l'amaurose et de la néphrite albumineuse. Gaz. méd., 1850.

Lasègue. Des accidents cérébraux qui surviennent dans le cours de la maladie de Bright. Archives gén. de médecine, octobre 1852.

Lebert et O. Wyss. Études sur l'empoisonnement par le phosphore. Arch. gén. de médecine, 1868.

Lefeuvre. Thèse. Paris, 1867.

Leudet. De la néphrite albumineuse consécutive à l'albuminurie des femmes en couches. Gaz. hebd., 1853-54.

Lecorché. De l'altération de la vision dans la néphrite albumineuse (maladie de Bright). Thèse inaugurale. Paris, 1858.

Lehman. Analyse dans Schmidt's Jarbuch, 1868.

Leroy Raoul (d'Étioles). Des paralysies des membres inférieurs, 1856.

Lévy (Michel) et Landouzy. Bulletin de l'Académie de médecine, t. XV, p. 74, 96; t. XVI, p. 53, 376.

Leyden et Munck. Sur l'empoisonnement par l'acide sulfurique. Virchow's Archiv, 1861.

Liouville (H.). Gazette médicale de Paris, n° 39, 1868.

Lolliot. Thèse de doctorat. Paris, 1867. Étude physiologique de l'arsenic.

Ludwig. Arch. génér. méd. suppl., 1846, Physiol. du rein.

Malmsten. Ueber die Brightsche Krankheit. Deutsch von v. der Busch.

Malpighi. De renibus, de viscerum structurâ exercit. anatomica. Londres, 1659.

Mannkopff. Wiener med. Wochensch., 1863.

Mettenheimer et Mosler. Zur Wirkung der adstringentien auf die Harn-Organe; in Arch. der Heilk., 1863.

Mialhe. Chimie appliquée à la physiologie, 1856.

Mosler. Untersuchungen über den Uebergang von Stoffen aus dem Blute in die Galle. Giessen, 1857.

Neubaüer et Vogel. Analogie des Harns, 1863.

Newbigging. Notes on Scarlatina. Monthly. Journ., 1849.

Ollivier et Ranvier. 1° Société de biologie, 1863; 2° De l'albuminurie saturnine, Archiv. méd., 1863; 3° Essai sur les albuminuries produites par l'élimination des substances toxiques. Thèse, Paris, 1863; 4° Ollivier et Bergeron, article Cantharide du Dictionnaire des sciences médicales.

Oreste. Archives générales de médecine, Revue critique par M. Leblanc, mai 1868.

Osborne. On dropsies. Lond., 1837.

Owen Rees. Ueber Nieren Krankheit mit eiweisshaltigem harn. Deutsch von Bostok, 1852.

Parkes, Medical Times and Gaz,, 1852.

Overbeck, Mercur und Syphilis. Berlin, 1861.

Patay. De l'urémie, Thèse de Paris, 1865.

Paulinier. Du diabète leucomatique, ou Essai sur une maladie prétendue nouvelle. Montpellier, 1854.

Posca. De Nephritide Amyl. Diss. inaug. Greifswald, 1867, p. 8, 34.

Potain. Société médicale des hôpitaux, et Union médicale, 1862.

Quaglio (de Munich), 1857. Empoisonnement sur les animaux avec l'arsénite de potasse.

Ranke. Cité par Lehman. Schmidt's Jarbuch., 1868.

Ranvier et Cornil. 1° Manuel d'histologie pathologique, 1869; 2° Journal de l'anatomie, mars 1867; 3° Ranvier et Ollivier, Société de biologie, 1866; 4° Ranvier, Fritz et Verliac, Archives générales de médecine, 1863, t. II.

Rayer. 1° Traité des maladies des reins, 1841; 2° Revue critique des principales observations faites en Europe sur les urines chyleuses, albumino-graisseuses, etc. Journ. l'Expérience, 1837.

Reinhardt. Beiträge zur Kenntniss der Bright'schen Krankheit, Deutsche Klinik, 1849; 2° Beiträge, etc. Ann. des Charité-krankenhauses zu Berlin, 1850; 3° et Leubuscher, Die Cholera. Virchow's Archiv, 1849.

Rindfleisch. Lerhrbuch der Gewebelehre, 1868.

Robinson. 1° On Inquiry into the Nature and Pathology of granular Disease of the Kidney and its Mode of Action in producing Albuminous Urine. London, 1842; 2° Researches into the Connection existing between an Unnatural Degree of Compression of the Blood contained in the Renal Vessels and the Presence of Certain Abnormal Matters in the Urine. London med. Gaz., 1843; 3° On the Pathology of Bright's Diseases of the Kidney. London med. Gaz., 1845.

Rollet. Traité des maladies vénériennes.

Rosenstein. 1° Archiv. f. path. Anat. Bd. 14 et 16; 2° Pathologie und Therapie der Nierenkrankheiten. Berlin, 1863.

Sander Lindsay. Pathologie de l'aliénation mentale, Journal of mental science, t. X, p. 521, 1867.

Sée. 1° Albuminurie dans la diphthérie, Soc. méd. des hôp., 1858; 2° Leçon faite à l'hôpital de la Charité et recueillie par M. le docteur Linas. Gaz. hebd., 1er janv. 1869.

Schlossberger. Arch. gén. de méd., 1846, p. 472, des caract. de l'urine dans la néphrite album.

Schmidt. Filtration von Eiweiss, Kochsalz, Harnstoff, und Lœsungen durch thierische Membran (Poggendorf's Annal. 1861.)

O. Schraube. Empoisonnement par le phosphore. (Revue critique, Schmidt's Jahrb., 1867.)

Simpson. Transact. of medico-chir. Soc., 1846. Et Monthly Journal of med. science, t. VIII, 1848.

Steiner. Jahrb. für Kinderheilk. I. 432-445.

Stanley. London Med.-Chir. Transact. 1833.

Shweiger-Seidel. Die Nieren des Menschen und der Saüger. Halle, 1865.

Shweigger. Ueber die Amblyopie die Nierenleiden mit Herzhypertrophie, Arch. f. Augenheilk. Bd. VI. p. 295.

Tardieu. Des empoisonnements. Paris, 1867.

Taylor. Archives générales de médecine, Extrait de London medico-chirurg. Transactions. V. 28, p. 855.

Tessier. De l'urémie, thèse de Doctorat, 1856.

Thouvenel. Gazette des hôpitaux, 1858; affections syphilitiques des reins.

Todd. Clinical Lectures on Certain Diseases of Urinary Organs and dropsies. London, 1857; 2e Clinical Lectures on Dropsy with Albuminous Urine. London med. Gaz. 1845.

Traube. 1° Ueber den Zusammenhang von Herz und Nierenkrankheiten, 1856; 2° Zur Lehre von der speckigen (oder amyloiden) Entartung der Nieren. in Deutsche Klinik, 1859.

Treitz. Des affections urémiques de l'intestin (Prager Vierteljahrschrift, t. IV) extrait traduit dans les Archives générales de médecine, 1860, t. Ier.)

Trousseau. Clinique médicale, 1861, II, p. 611.

Treitz. Prager Vierteljahrschrift, 1859.

Tungel. Mittheilungen, etc. Hamburg, 1861.

Valleix. 3e édition par Lorrain, 1866, t. IV.

Verheyen. Bulletin de l'Académie royale de médecine de Belgique, 1845.

Verliac, Fritz et Ranvier. Archives générales de médecine, 1863, I. II.

Verneuil. Gazette des Hôpitaux, 1869, n° 17.

Vernois et Becquerel. De l'albuminurie et de la maladie de Bright, Mon. hôpit., 1856.

Vidal. Des urines albumineuses, thèse de Paris, 1851.

Vidal (Aug.). Traité de pathologie externe et de médecine opératoire, t. V, p. 86.

Virchow, Gesammelte Abhandlungen, 2e édition, 1862.

Vichow, cité par Nieman. De inflammatione renum parenchymatosâ. Berlin, 1848, et Virchow's Archiv, 1852, l. IV, p. 261, 325. De la syphilis constitutionnelle, trad. Picard. Paris, 1859.

Vogel. 1° Hadbuch der spec. Pathol. und Therapie redigirt von Virchow. Erlangen, 1865, t. VI; 3° et Neubauer, Analyse des Harns, 1863.

Voillemier. Maladies de l'urèthre, t. Ier.

Wade. Albuminurie dans la diphthérite, Edinb. med. Journ., décembre 1858, p. 523.

Weber. Remarks on chronic albuminuria. Lancet, 1866, t. II, n° 9.

Wecker. Traité théorique et pratique des maladies des yeux, 1868.

Wertheim. Sur les brûlures, etc., Wien. med. Wochenb., 1867, t. XXII, p. 51.

Wittich (Von). 1° Ueber Harn secretion und Albuminurie. In Virchowe Archiv, 1858; 2° Ueber die Abhängigkeit der Harnsecretion von den Nerven. In Königsberg's med Jarhb. 1861.

Zimmermann. 1° Ueber gerinnbaren Harn, in Casper's Wochenschrift, 1843; 2° Ueber Hæmaturia und Morbus Brightii, Medic. Vereins. Zeitung, 1845; 3° Zur Pathologie und Therapie der Bright'schen Krankheit, Deutsche Klinik, 1855; 4° Der typhöse Prozess, unter der expectativen Behandlung, Deutsche Klinik, 1852.

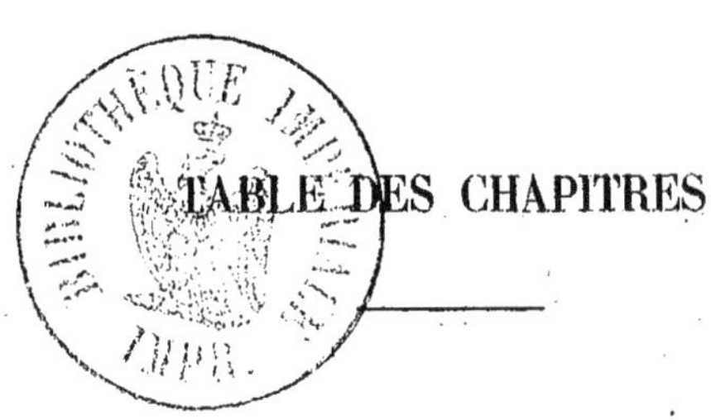

TABLE DES CHAPITRES

Paris. — Imprimerie de E. MARTINET, rue Mignon, 2.

www.ingramcontent.com/pod-product-compliance
Ingram Content Group UK Ltd.
Pitfield, Milton Keynes, MK11 3LW, UK
UKHW020558180726
13838UKWH00001B/327